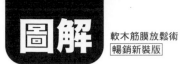

圖解

軟木筋膜放鬆術
暢銷新裝版

肌筋膜
伸展運動

──44組全身筋膜按摩、伸展放鬆全書

慢走體適能工作室
教練─許智閔、劉孟婷
物理治療師─杜芃萱
顧問─黃瑞欣
技術指導─胡震亞 台灣整復學會理事長

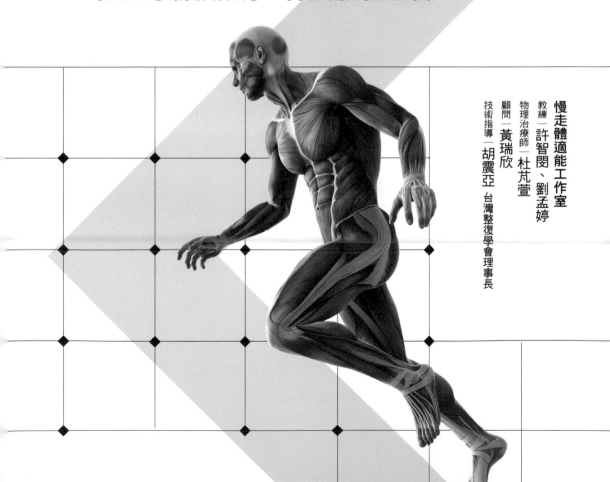

Contents

CHAPTER 03
各部位肌筋膜放鬆

CHAPTER 04
延伸訓練

推薦序

　　對於從事肢體教育動作的訓練師們，處理身體莫名的痠痛與不協調的動作問題，是我們每天面臨的挑戰。當我還在 The Juilliard School 藝術學院舞蹈系當學生時，解剖學教授已經在課堂中提到肌筋膜對舞者的重要性，30 年過去，現在對於肌筋膜認識的程度更是爆炸性的發展。

　　舞者辛苦鍛鍊和表演，承受無止盡的受傷與疼痛的感覺，無非就是希望能夠呈現完美的演出，實現內心的夢想。

　　早期的肌筋膜放鬆只是做局部的處理，現在，我們透過專家學者的研究，讓我們更有系統的來認識肌筋膜。肌筋膜不再是「包在」肌束外的一層薄膜，它有如一個強大的張力網路系統、立體、共構與動力系統。它連結啟動的不只是有一條肌肉，是會影響單一肌群的動作，更會影響到整個舞蹈者動作鍊的完整性與協調性。

　　關於肌筋膜學術研究與如何訓練的書，在市面上都已出版許多書籍，但鮮少提到如何正確使用相關輔助工具。非常開心透過橙實出版 - 由杜芮萱、劉孟婷、黃瑞欣共同撰寫的「軟木筋膜放鬆術」一書。讓我們能夠更好，更輕鬆的運用軟木按摩神器，使肌筋膜放鬆的更有效率，同時解除痠痛更加快速與簡單。

張夢珍 老師
國立臺灣藝術大學－助理教授
美國國際證照 Polestar Pilates Education － Mat、Studio、Allegro
國際師資培訓證照講師

推薦序

　　這本書帶給你肌筋膜的詳細分佈位置和相關知識，用專業的工具和詳細的圖片解說，告訴您正確的放鬆姿勢，讓有需求的人可以簡單地找到痠痛的相對位置。

　　運動的風氣越來越盛行，肌筋膜按摩不僅是一種健身，也是為了自己的健康，但筋膜放鬆的觀念目前還沒有那麼普及，不管是哪個族群的人其實都很需要放鬆，如果沒有妥善的放鬆全身，伴隨而來的就是運動傷害及其它疾病纏身。想擁有健康的身體，看這本書就對了！

戴靖潔
前羽球國手 / 講師 / 國際羽球賽事球評

　　現今的社會環境、忙碌的生活步調，讓大家在工作及生活上時常面臨許多的壓力及問題，而這些壓力及問題也往往會不自主的造成身體的緊繃及不適。透過本書能讓我們對筋膜沾黏對身體的影響有初步的瞭解及認識；而不同的生活族群及工作職業亦有不同的問題需要解決，透過本書裡教練的親自示範及細微的分解動作，也能讓我們瞭解如何正確選擇放鬆的工具，及如何藉由軟木球進行正確的筋膜放鬆。

林依祈
2009 年世運會國手 / 新民國中飛盤隊教練 / 中正高中飛盤社指導老師

作者序

其實筋膜放鬆才是真正能打通身體的深層處。我常遇到學員告訴我說只要在訓練前做筋膜放鬆，他緊繃的部位就會好一半，甚至在後續的動態暖身中都能夠明顯的察覺出來身體的活動性漸漸打開，因此在訓練時也就能事半功倍的有效完成。

這本書耗時了許久才將內容統整成能讓讀者一看再看的工具書，如何將艱深的理論轉化成大家能夠輕鬆閱讀的文字，對於運動教練與物理治療師是一項考驗。詳細的敘述搭配實做的動作更能讓讀者快速的上手，不僅僅是要表達放鬆的益處，我們更想要傳達是在操作筋膜放鬆的同時，能夠更了解自己的身體。無論是身體疼痛的感受度或者是自我放鬆的感覺，皆是讓身體變得更好，改善身體的不足，循序漸進的方式先將身體打好基礎，有了基礎這個強而有力的根基，才能使身體建構出富有柔韌性及鋼鐵般的身體。

因此本書的內容包含了自我筋膜放鬆的動作，後續也有身體延展與訓練的動作，動作之間都有其含義在，所以當我們在做動作時可以照著書本上的文字解釋及照片的說明步驟一步步完成，藉由此動作來察覺自身的身體狀態。運用身體給予我們的回饋，使我們來自於體內的聲音，我相信這會是你進步的一大突破，無論你知不知道什麼是筋膜，但是筋膜放鬆對每個人而言真的很重要，筋膜放鬆應該成為全民的運動！

教練 **劉孟婷**

作者序

　　筋膜還沒有被認識以前，我在醫院診所的工作環境，大多教導病患肌肉放鬆與簡易的運動，但是病患的疼痛與緊繃還是無法根除。隨著持續的進修與學習，更了解到病患反複發生的問題，除了一般常見的姿勢不良、重複過度使用的傷害、可能是骨頭結構的問題或是關節不穩定，或是深層穩定肌因為疼痛被抑制，或是全身性的筋膜問題等等。現在的我全職教導治療性運動與彼拉提斯，筋膜放鬆也是課堂上教導學員們重要的一個環節。

　　當我們物理治療師在處理個案身體的問題時，就像是一位偵探，要一層一層的抽絲剝繭挖掘出問題根源，也像玩闖關遊戲般，透過不同的工具與治療手法來破除每位個案的問題。筋膜是連結全身的，當身體有緊繃感或疼痛，筋膜放鬆是解開身體緊繃的鑰匙之一。除了透過專業醫療人員或是有受過這方面訓練的運動教練，可以使用針對筋膜放鬆的工具幫忙放鬆筋膜，也可以透過此書在家練習自行操作。

　　有規律的執行自我筋膜放鬆可以緩解緊繃感與部分疼痛，但筋膜放鬆不是解決所有緊繃與疼痛的特效藥與萬靈丹。需要搭配一般的運動或是特定的筋膜訓練，讓我們的筋膜擁有好的彈性。當上述的事情，都已經做了，如果身體的疼痛與緊繃無法根除，這時候需要考慮是否進一步找專業醫療人員評估，再確認是否有前述提到的其他結構、關節、內臟筋膜等問題。

　　筋膜失衡，嚴重性可大可小，但我們現在知道筋膜放鬆的重要性

已不亞於肌肉放鬆。筋膜放鬆固然重要，而市面上的筋膜放鬆產品如數家珍，要如何選擇合適的筋膜放鬆產品也是本書的重點之一。所謂『工欲善其事，必先利其器』，軟木材質的器具，它擁有特殊的結構可以按壓到深層的筋膜，與市面上的塑膠、矽膠或是泡綿材質的筋膜放鬆器具有明顯差異。

　　最後，衷心感謝橙實文化出版社、軟木廠商以及慢走團隊的信任與支持，讓我有機會可以把所學的知識傳遞給更多民眾，也希望透過此書，可以讓民眾對於筋膜有基本的認識，讓更多民眾可以學會自我筋膜放鬆的技術，在家也可以自行輕鬆執行筋膜放鬆，跟痠痛說再見。

物理治療師 **杜芃萱**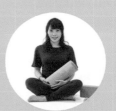

軟木按摩神器讓肌筋膜放鬆更有效率，解除痠痛變得更簡單！

能夠出版這本工具書，真是令人振奮的一刻！透過這本書的肌筋膜放鬆及訓練運動，主要是希望能夠幫助長年受到各種酸痛、五十肩、筋膜炎及運動傷害困擾的人。而且經研究證實，筋膜放鬆對於自主神經失調（焦慮、憂鬱及自閉等）也有顯著的改善甚至痊癒；而最新的抗癌醫學新知『免疫療法』就是培育筋膜中正常的間質幹細胞，再回注身體對抗癌細胞，並且已有成功康復的案例；除此之外，更提倡正確的預防運動傷害的觀念及提升運動表現的方法！

近年來，歐美吹起一陣肌筋膜放鬆運動的熱潮！而台灣製造的各種軟木肌筋膜按摩工具在歐美市場已造成熱銷，目前全球市場處於供不應求狀態，因為歐美已經證實軟木肌筋膜按摩工具對於運動表現及養生保健有很大益助；由於我也有過運動傷害的困擾，加上過去也因自律神經失調長年受筋膜酸痛症之苦，為此更花了很長時間接受筋膜按摩治療才得以改善。而現今得知歐洲有更好且正確的保健觀念後，便積極跟國外廠商詢問及研究相關資訊，立刻將此革命性的保健運動觀念結合軟木按摩工具，引進台灣市場，並結合專業的慢走體適能工作團隊來編纂這本工具書，希望藉此讓更多人得到正確的運動保健知識，擺脫痠痛之苦。

關於肌筋膜的說明及如何訓練的書在市面上已出版很多，卻鮮少提到如何正確使用相關輔助工具，尤其是深層的肌筋膜沾粘，通常伸展拉

不到，按摩鬆不掉，瑜伽也難練到！關鍵就是必須藉由專業的輔助工具來幫助按摩，才能達到真正的筋膜放鬆，因為筋膜內具有敏感的感覺神經系統，使用粗糙或過硬的材質容易刺激筋膜反而造成更加緊繃及傷害；軟木是來自歐洲的天然環保再生樹皮，其細胞構造接近人類皮膚，加上具有高度回彈力，可輕鬆將深層肌筋膜沾粘推移，使水分跟血液能暢通瞬間瓦解酸痛，可說是肌筋膜放鬆神器，難怪在歐洲一上市就造成熱銷！

這幾年台灣市場上也開始受歐美運動及復健觀念影響，逐漸重視肌筋膜放鬆訓練，市面上也有很多不同材質的專業按摩工具，也培養出不少國際認證的自我筋膜放鬆訓練師，當我向他們推薦更換成軟木材質時，所有人的反應都是相當肯定的，去年底推廣至今已開過數十場軟木筋膜放鬆運動示範課程，從銀髮族、上班族、運動復健族群到癌症病患等反應都非常熱烈。目前除了陸續提供軟木筋膜放鬆等相關課程外，也積極培訓新的軟木筋膜放鬆運動指導教練，以造福更多對於解除痠痛及運動表現需求的民眾！

本書特別感謝台灣傳統整復推拿職能發展學會胡震亞理事長的技術指導，歐首物理治療所胡世銓院長教學，及慢走體適能的教練群共同努力編著及示範！

黃瑞欣

慢走體適能執行顧問
致理科技大學理校友會理事
亞朋貿易有限公司軟木產品專案經理
台北市海客慢速壘球委員會技術顧問

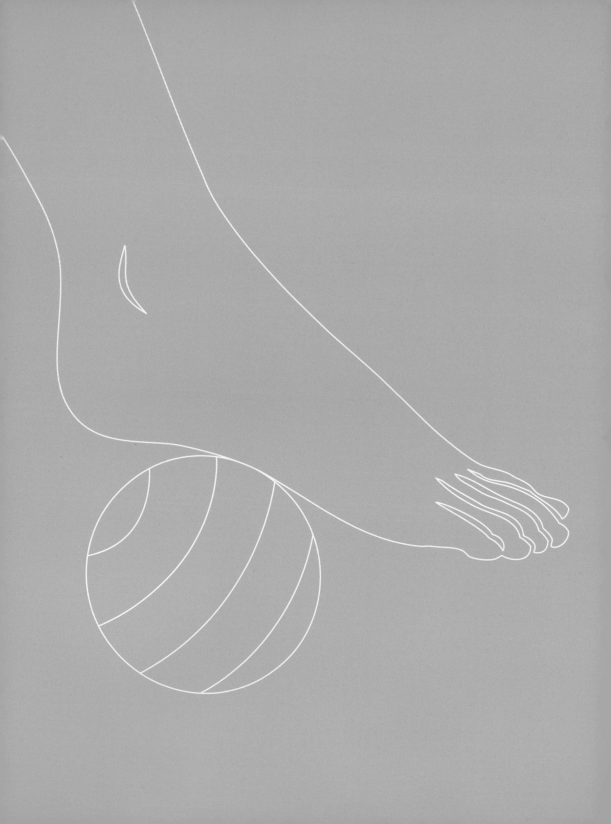

CHAPTER

01

肌筋膜有多重要？

過去認為皮膚是全身最大的器官，
現在最新解剖醫學顯示：
連結貫穿全身裡裡外外的肌筋膜，
才是全身最大的器官！

　　肌筋膜是全身連續性的結締組織，大部分由膠原纖維組成，含有少量的彈性纖維；圍繞在每條肌肉、每條肌腱與每個器官之間，就像是貫穿全身的網路。該網路連結全身上下、前後、左右，以 3D 形式存在於身體。此網狀結構中，包含神經、血管、淋巴、肌肉群、骨頭、內臟器官。

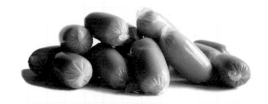

　　可以把筋膜縱切面想像成一串串香腸，外層的透明腸衣就像筋膜。橫切面則可以想像成一顆顆柳丁，柳丁裡一絲絲白絡纖維既將果肉分隔，也存在於果肉中，這層白絡也像筋膜。

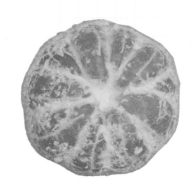

肌筋膜的特性

連結全身

　　肌筋膜由內到外，由深到淺連結到每個細胞，所以我們常說肌筋膜是「牽一髮而動全身」。例如常見的腳踝扭傷，腳踝與周圍的肌筋膜、軟組織都會受到影響，連結全身的肌筋膜會往上傳遞不正常的張力，可能影響到膝蓋、髖關節，甚至是上半身對側的肩膀。

　　只要曾有受傷或開刀的病史，都會藉由肌筋膜變成身體記憶，不一定會馬上出現疼痛，往往是身體經年累月地利用未受傷的部分來代償功能，進一步產生疼痛。

支撐人體

　　醫學界與解剖界常常忽視筋膜，當解剖刀一劃，人體顯而易見的不外乎是骨頭、肌肉、肌腱、韌帶、關節囊、神經、血管等組織。過去我們總認為是骨頭撐起身體，截至目前的研究發現毫不起眼的肌筋膜，貫穿於身體的軟組織與器官之間，才是支撐人體的主要結構。

最大的感覺器官

　　肌筋膜內皆有神經與血管通過，以及數量比皮膚、肌肉還多的接受器。神經與血管可以提供肌肉養分，接受器可以傳遞訊息給肌肉，

並將肌肉訊息傳送至腦部，使腦部感知肌肉長短、身體動作與關節位置等。

目前最新研究發現肌筋膜與肌腱的本體感覺受器傳遞的訊息量，遠超過運動神經元於肌肉運動時傳遞的訊息量。肌筋膜裡的本體感覺與神經末梢數量，也遠多過於皮膚與肌肉。因此肌筋膜是人體最大的感覺器官，也是主宰大部分的本體感覺。

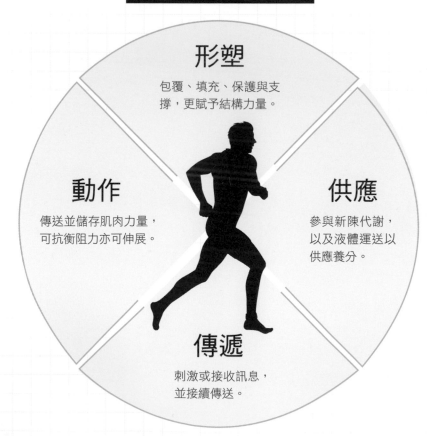

肌筋膜的四大基本功能

形塑
包覆、填充、保護與支撐，更賦予結構力量。

動作
傳送並儲存肌肉力量，可抗衡阻力亦可伸展。

供應
參與新陳代謝，以及液體運送以供應養分。

傳遞
刺激或接收訊息，並接續傳送。

肌筋膜的組成成分

　　肌筋膜最主要的成分是蛋白質與水分，也是生命體最主要的元素。基本的主要成分包含：膠原蛋白、彈力蛋白與液狀基質。

　　這些成分使得肌筋膜具有良好適應性，會適應人體姿勢、生活型態、運動習慣等等。

膠原蛋白

　　膠原蛋白是肌筋膜主要成分之一，是人類的支架，也稱為「結構蛋白」，是人體最常見的蛋白質。膠原蛋白分成非常多種類型，特性是非常堅韌的。

彈力蛋白

　　彈力蛋白是肌筋膜的第二種結構蛋白，顧名思義具有彈性。可以想像成一條橡皮筋，只要施以一定外力就可以延展拉開，放掉外力即彈回原本的長度；但如果施予過大外力並超出負荷，或是延展時間過長，橡皮筋就可能斷裂。

結締組織細胞

　　結締組織細胞裡的「纖維母細胞」，主要分泌膠原蛋白與彈力蛋白。纖維母細胞分佈在纖維基質中，其製造的結構蛋白也會因外力刺激與負荷的多寡，而有所差異。結締組織細胞會分泌酵素、訊息素，這些激素可以幫助纖維母細胞自身與其他細胞之間的溝通。不同結締組織的含水量也不盡相同，水是細胞新陳代謝不可或缺的重要介質。

基質

　　為結締組織細胞、纖維與基底質的統稱。液狀基底質由水分、糖分子（可連結水分）與淋巴細胞、免疫細胞組成。結締組織基質裡，包含免疫細胞、神經末梢、血管、淋巴細胞及脂肪細胞。

肌筋膜的種類

筋膜可以分成三大類：淺層筋膜、深層筋膜與內臟筋膜。

淺層筋膜位於皮下組織的脂肪層，就像是雞皮與雞肉之間那層白色透明薄膜。淺層筋膜包含有微淋巴管、部份神經和血管，當皮膚與淺層筋膜是健康無沾黏的狀態，就能順暢地往各個方向移動，同時可以避免身體浮腫。

深層筋膜一層層地包覆每條肌纖維到肌內膜、肌束膜、肌外膜、肌腱，一直連結到骨頭，同時也包覆神經與血管。每一層深層筋膜之間，都有疏鬆的結締組織與玻尿酸穿插其中，可以配合身體任何動作並緩衝肌肉層，減少肌肉與肌肉之間的摩擦，能順暢滑動。可以想像深層筋膜是穿了一件很緊的潛水衣或小一號的衣服，緊密地包覆在我們的身體裡。

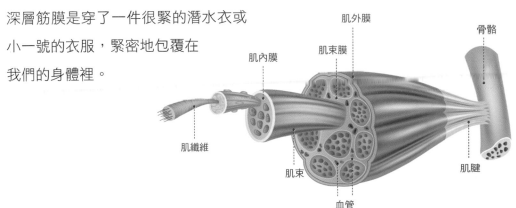

肌外膜
骨骼
肌束膜
肌內膜
肌纖維
肌束
肌腱
血管

內臟筋膜則是連結內臟的漿膜下筋膜，存在於每個器官周圍，包覆器官並固定其位置，兼具保護與緩衝功能。

肌肉 + 肌筋膜，才能使動作流暢

　　人體動作並非由單獨的肌肉產生，而是肌筋膜與肌肉共同合作產生，並作為骨頭之間的橋樑。

肌肉與肌筋膜，動作流暢的合作模式：

• 適應性

　　肌筋膜具有良好的適應性，正因如此，肌筋膜會隨著人體的姿勢、生活型態、運動習慣等，而產生適應性。例如：現代人常低頭滑手機，低頭這個動作，會讓前側的肌筋膜呈現緊縮的狀態，而後側的肌筋膜則會呈現拉鬆的狀態；這樣長期的習慣姿勢會讓肌筋膜產生不平衡狀態而造成損傷。

• 彈振

　　因為肌筋膜中含有膠原蛋白纖維，因此能夠讓筋膜儲存外力，轉為彈性位能，再將力量向外傳遞。筋膜就像是彈簧，健康的彈簧，當一拉開彈簧，彈簧可以被拉長的範圍較大，所能儲存的能量相對較大，當放掉彈簧時，恢復原本形狀的速度與能力也會相對較快與較好。若沒有運動習慣或是年紀較大，筋膜就像是生鏽的彈簧，可以展開的範圍較小，當力量放掉時恢復成原本的形狀會變得較緩慢。

　　健康的筋膜是長什麼樣子呢？健康的筋膜擁有規則的波浪狀結構。附著於肌肉上的筋膜結構，並非像保鮮膜一樣完整服貼在肌肉上方。在顯微鏡下觀察筋膜，健康的筋膜是有規則的波浪狀；不健康的筋膜，則是呈現不規則排列並捲曲不一的波浪狀。正因筋膜呈現波浪狀結構，讓筋膜富有彈性並能夠拉伸，透過筋膜的拉伸，將能量儲存於筋膜裡。

・儲存能量與力量傳遞

　　透過筋膜的波浪狀結構，讓筋膜可以儲存能量與傳遞能量，在人體裡最主要的為肌腱。從每條肌纖維、肌內膜、肌束膜、肌外膜再向外連至肌腱與骨頭。而『肌腱』，是連接肌肉與骨骼之間的橋樑，是緊緻的結締組織，也是膠原蛋白纖維緊密堆疊在一起的組織。一連串的組織，都是沒有漏洞與空隙的連接著。也因為這樣連結著的組織，可以把肌肉產生的力量，儲存在肌筋膜裡，再把力量透過筋膜繼續向外傳遞至骨頭接續產生動作。

・彈弓效應

　　彈弓臂先往後處於機械張力狀態，當一放掉彈弓，剛才所儲存的機械張力會轉化為彈性位能，讓球可以往前彈飛。在人體中，行走、跑步、跳躍也是依照彈弓效應的原理來進行。以跳躍來說，當我們要

往前跳躍時，會先將身體往下蹲低，再往前跳躍，也是為了先將肌腱與肌筋膜充滿張力，當往前跳躍時才有足夠的彈力位能跳的更遠。

• **張力整合體**

　　張力整合體 (tensegrity)，源自英文字彙『張力』(tension)『整合』(tensegrity)。人體透過肌肉與肌筋膜的連結與骨骼系統，一起形成『張力整合體』，全身像是一個遍佈全身的張力整合網路，互相交互影響與合作。而肌筋膜與肌肉會共同合作產生動作，並非由單獨的肌肉產生動作，因此人體整個肌筋膜與肌肉是一個能承受張力變化的軟組織。

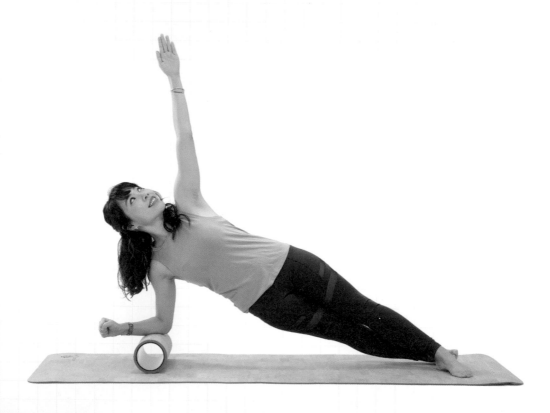

認識人體的 8 條筋膜線

　　健康的人 8 條筋膜線會各司其職，使身體運作順暢。然而大多數人因為生活習慣不良、姿勢不佳、意外或運動傷害，或者老化等各種原因，都有可能使得某些筋膜線出現緊繃沾黏等各種損傷。一旦發生這種情形，不僅身體運作的順暢度、靈活度大打折扣，甚至還可能出現各種令人苦惱的「痛症」。

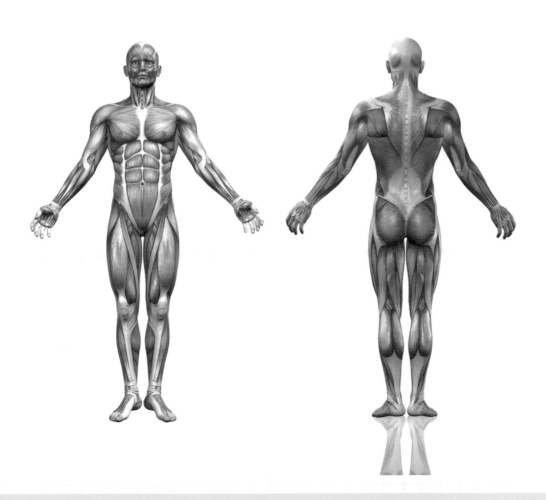

● 淺背線：

負責維持人體「直立姿勢」，將身體像「帆船的桅」一樣垂直地拉起來。

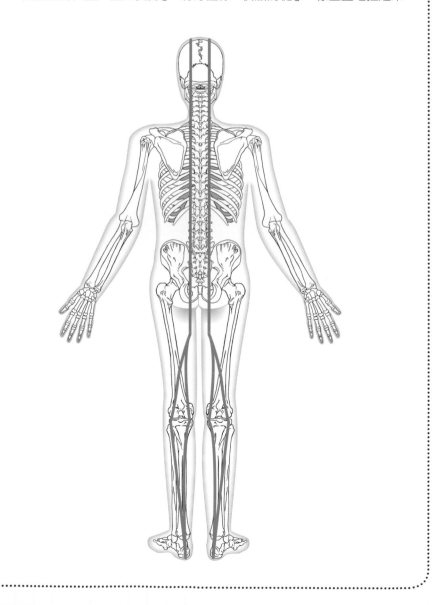

● **淺前線：**

位於身體前側，與淺背線互相平衡，一起提供人體直立姿態的支撐力。

● **側線：**

位於人體左右兩側，負責維持身體左右平衡，避免傾斜。

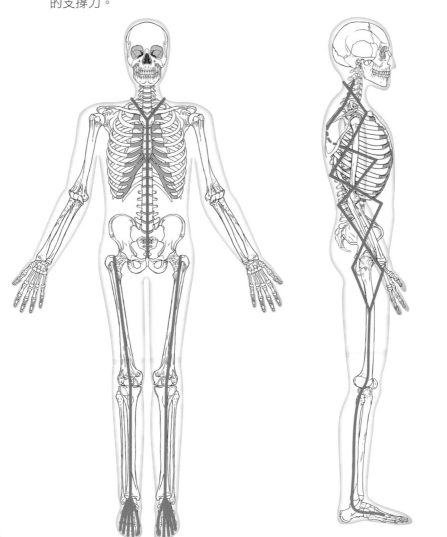

● 螺旋線：

以「雙重螺旋」的方式纏繞身體，讓人體做出「軀幹旋轉」的動作。

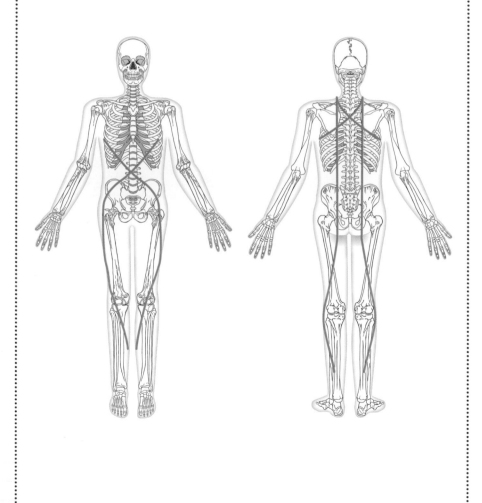

● **前手臂線：**

將手臂前側與軀幹連接起來，負責手指、手肘、肩膀所有「彎曲」與「內收」動作。

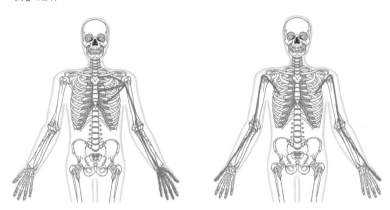

● **背手臂線：**

將手臂背側與軀幹連接起來，負責手指、手肘、肩膀所有「伸直」與「外展」動作。

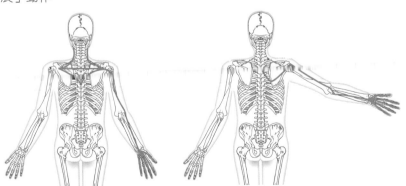

● 功能線：

多是淺層肌肉，與靜態的的直立姿態維持無關，與動態的動作平衡關係較密切。

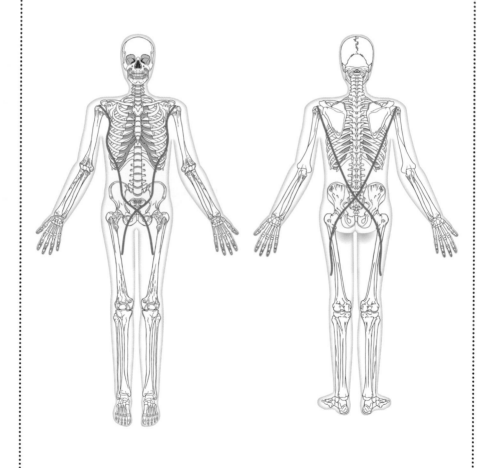

● 深前線：
　　支撐身體的中軸骨架，與深層核心肌群的穩定度關係密切。

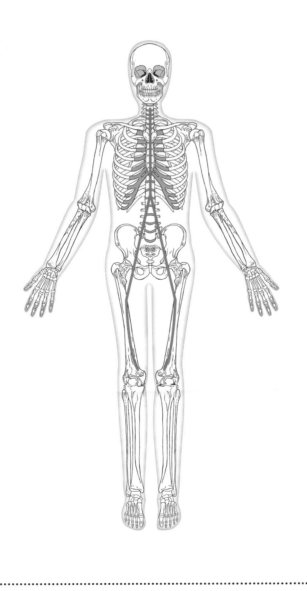

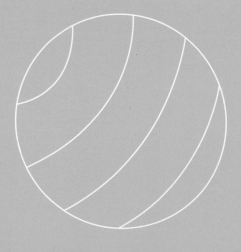

02

全身受用的肌筋膜按摩

肌筋膜放鬆按摩是瞭解自我身體很棒的
回饋方式之一,但也要利用多元角度觀
察成因,並檢視身體活動才是關鍵。

慢性疾病、疼痛與退化，
皆來自於「筋膜沾黏」

　　健康的筋膜呈現規則的波浪狀，不健康的筋膜則是捲曲不一的不規則排列波浪狀。若身體因為持續勞動與壓力緊繃或是受傷、感染時，細胞的代謝物會逐漸累積在筋膜層，形成筋膜「沾黏」現象。當代謝物持續累積，沾黏的部位又無法化解時，沾黏的纖維就會越來越組織化，形成如同筋膜本身的結締組織，最終黏在一起。

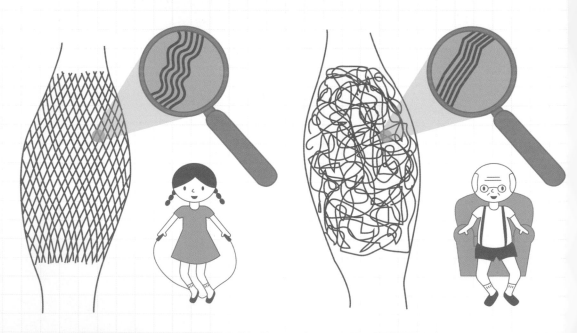

■ 健康的筋膜　　　　　　　　　　　　　　　　　　　■ 不健康的筋膜

筋膜沾黏會阻礙身體的代謝與免疫，細胞間的代謝循環也會因為養分與代謝物質無法順利交換，阻礙血管與神經的傳導，引發一連串的「阻塞效應」，如疼痛、痠麻、發炎等症狀。中醫說的「氣滯」、「血淤」，也就是沾黏導致的血、氣代謝循環產生障礙。

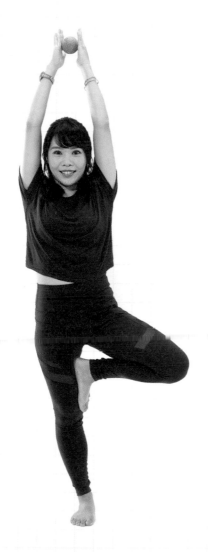

肌筋膜系統又好像一條河流，流遍了全身所有的肌肉組織，當某一處脫水時，相鄰的肌筋膜也會日漸脫水。除了變得僵硬不靈活，原先單點的疼痛會漸漸擴大，變成多點或帶狀疼痛，甚至產生轉移痛。 還可能進一步造成久治不癒的疼痛，運動、按摩和復健都只能暫時緩解。

筋膜沾黏產生的症狀

全身都可能發生筋膜沾黏，甚至目前常見的慢性疾病、疼痛與退化，起因都是細微的筋膜沾黏。筋膜沾黏在各處產生的常見病症如下：

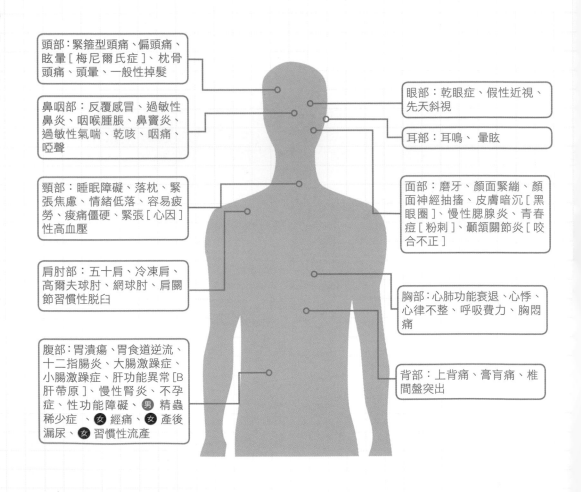

頭部：緊箍型頭痛、偏頭痛、眩暈[梅尼爾氏症]、枕骨頭痛、頭暈、一般性掉髮

鼻咽部：反覆感冒、過敏性鼻炎、咽喉腫脹、鼻竇炎、過敏性氣喘、乾咳、咽痛、啞聲

頸部：睡眠障礙、落枕、緊張焦慮、情緒低落、容易疲勞、痠痛僵硬、緊張[心因]性高血壓

肩肘部：五十肩、冷凍肩、高爾夫球肘、網球肘、肩關節習慣性脫臼

腹部：胃潰瘍、胃食道逆流、十二指腸炎、大腸激躁症、小腸激躁症、肝功能異常[B肝帶原]、慢性腎炎、不孕症、性功能障礙、男 精蟲稀少症、女 經痛、女 產後漏尿、女 習慣性流產

眼部：乾眼症、假性近視、先天斜視

耳部：耳鳴、暈眩

面部：磨牙、顏面緊繃、顏面神經抽搐、皮膚暗沉[黑眼圈]、慢性腮腺炎、青春痘[粉刺]、顳頜關節炎[咬合不正]

胸部：心肺功能衰退、心悸、心律不整、呼吸費力、胸悶痛

背部：上背痛、膏肓痛、椎間盤突出

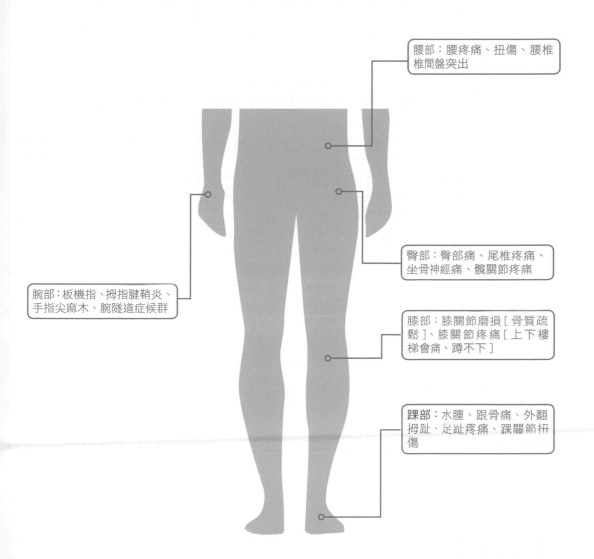

腰部：腰疼痛、扭傷、腰椎
椎間盤突出

臀部：臀部痛、尾椎疼痛、
坐骨神經痛、髖關節疼痛

腕部：板機指、拇指腱鞘炎、
手指尖麻木、腕隧道症候群

膝部：膝關節磨損［骨質疏
鬆］、膝關節疼痛［上下樓
梯會痛、蹲不下］

踝部：水腫、跟骨痛、外翻
拇趾、足趾疼痛、踝關節扭
傷

不同族群最常發生的痠痛

上班族

　　長時間處於同一個坐或站的姿勢，或辦公室的桌椅、電腦等設備不合適自己的使用高度與習慣，像是使用滑鼠鍵盤時，手腕手臂沒有合適的支撐物支撐，常會有烏龜頸、聳肩、高低肩、彎腰駝背等不良姿勢產生。

　　除了衍生肩頸痠痛、手腕手臂疼痛、下背緊繃等問題，又沒有運動習慣，側面筋膜線與螺旋筋膜線會缺乏足夠活動量。此時再加上長期低頭滑手機的話，頸椎將壓力過大且與頸部肌筋膜不平衡，造成沾黏。

家庭主婦

　　家庭主婦需執行日常家務，例如掃地、拖地、切菜、煮飯、洗碗、洗衣、晾衣服等。大量的家務需長時間維持彎腰低頭的姿勢處理。如果還需要照顧嬰幼兒，則需要花更多時間低頭餵奶抱小孩、彎腰換尿布等等。衍生出腰痠背痛、手腕手臂疼痛、下背緊繃等問題。

銀髮樂齡族

　　身體從 25 歲開始逐漸老化，新陳代謝速度開始變慢，老化的速度依照各人體質、平日生活習慣、跟是否有運動習慣密不可分。隨著年

紀增長，體內流失膠原蛋白的速度遠高於製造速度，而肌筋膜也同樣逐漸失去延展性與彈性。如果沒有運動習慣或是久坐不動，更容易使身體變得不靈活、全身僵硬及痠痛。

運動選手及健身人員

無論從事什麼運動都應適可而止，太頻繁或太激烈，對身體無疑是一大傷害；尤其是職業運動員和需要長時間保持同一種練習姿勢的人，一定要勞逸結合。其次，大量且激烈的運動，在一定程度上也會加劇身體器官磨損和生理功能失調，進而導致健康受損和壽命縮短！

運動（跑步、鐵人三項、球類運動）或是訓練（肌力訓練、專項訓練），會讓肌肉產生微創傷，引起發炎反應。修復過程會留下疤痕組織及小的結節，這些小結節又稱為激痛點（Trigger Point），若未適當處理，會影響動作模式及阻礙神經傳導及血液流動，降低肌肉收縮靈敏度、動作效率、協調性及上身力量，最後動作可能出現代償機制。

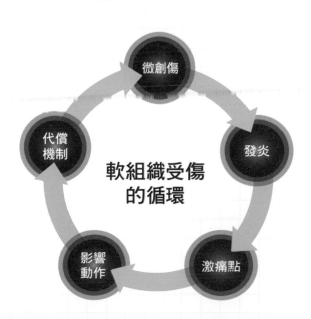

微創傷

發炎

激痛點

影響動作

代償機制

軟組織受傷的循環

癌症病患

經研究發現，癌症也可能是因為局部或全身筋膜的嚴重「沾黏」，造成細胞活性、代謝循環與器官運作受到影響，使得免疫功能下降。所以相對的癌症病患一定覺得全身緊繃及痠痛。

而經研究發現，筋膜是『間質幹細胞』的儲存庫，也分佈在其中，其特點為：

多能：能分化成多種細胞組織形成肌肉表皮臟器神經等細胞。

修復：恢復受損或衰弱的細胞活性。

消炎：降低發炎反應。

抗老：具備清除自由基與降低氧化能力。

所以當筋膜嚴重沾黏產生栓塞就影響對抗癌症的『間質幹細胞』輸送。

自律神經失調

近年來有一股欲瞭解自律神經失調的熱潮，主要是自律神經失調的症狀很多，而且時常會移轉，一下頭痛、一下失眠，從頭到腳都有常見症狀。症狀不一定會同時出現，種類與嚴重度也因人而異，但通常患者至少會出現三到四項症狀，又容易因頻繁求醫而嚴重影響生活跟情緒。自律神經一旦失調會讓人痛不欲生、睡不著覺，容易有焦慮及憂鬱症，甚至出現妄想症，更嚴重的是增加罹癌因子。

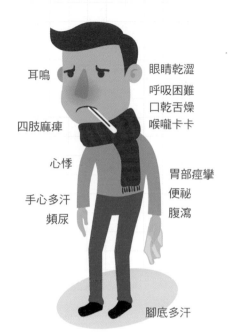

耳鳴

眼睛乾澀
呼吸困難
口乾舌燥
喉嚨卡卡

四肢麻痺

心悸

胃部痙攣
便祕
腹瀉

手心多汗
頻尿

腳底多汗

　　其實肌肉本身不會自主緊繃，除非局部受傷出現反射性保護，否則命令一定是來自腦部，透過筋膜內的自主神經系統傳達給肌肉。所以自主神經失調患者通常都會有嚴重的筋膜發炎，例如肩頸緊繃、頸椎兩側肌肉緊繃、頭部後下方（肌肉與頭骨交接處）疼痛、兩側肩胛骨上下肌肉緊繃，嚴重時甚至背部的膏肓穴也會疼痛。

恢復全身健康的筋膜放鬆運動

　　肌筋膜涵蓋人體全身及許多組織、器官，一旦減少彈性、失去水分、發生沾黏，影響也遍及全身。故放鬆肌筋膜可以釋放肌肉及結締組織裡的沾黏，增加血液、水分流入肌肉，產生更好的活動度，使身體恢復到最佳平衡狀態。

　　此種放鬆按摩起始於希茲曼（Sue Hitzmann）開發之 MELT 療法，以滾筒與自身重量相互配合，針對易慢性疼痛的部位執行擺動、施壓（按摩），讓身體部位於滾筒上滑動，並強調集中呼吸與攝取水分──讓水分再度回到脫水的組織，釋放長期緊繃、啟動自我療癒機制。

肌肉損傷　　　　　　　沾黏　　筋膜放鬆　　回復動作功能　　　　　改善運動表現及
　　　　　　結合活動度動作、伸展、復水　　　　　　　　　　　動作模式

肌筋膜放鬆運動的目的

- 最佳化動能儲存容量
- 讓伸展與張力更具彈性
- 讓肌筋膜功能「零障礙」
- 讓肌筋膜網絡與波形結構保持年輕
- 讓肌肉與肌筋膜共同體能夠迅速再生
- 提升自身免疫力

神奇軟木球，有效推移深層沾黏

　　過去有些人建議用身邊隨手可得的球來按摩筋膜，其實過硬或粗糙的材質，容易刺激筋膜裡敏感的神經系統，反而造成緊繃，達不到放鬆效果還帶來二度傷害！若使用一壓就變形的材質，又只能在皮膚表層滾動，實質效果有限！

　　而最近在歐美爆紅的軟木筋膜放鬆工具，材質源自南歐地中海國家。軟木為栓皮櫟的天然再生樹皮，有如人類皮膚般觸感柔順，每立方公分有高達四千萬個如氣囊般的彈性細胞體；無論是軟木球、磚、滾棒，都經真空擠壓技術，完全實心且具有 80D 硬度。不只防滑、消臭、抗菌、吸濕，而且具有高回彈力及支撐力，能直搗深層肌筋膜的激痛點。透過來回滾動之後撫平肌筋膜，有效推移深層沾黏，間接平整包覆在裡面的肌肉及筋膜，平整之後的肌肉要伸長縮短就會流暢的多，對於快速舒緩緊繃及痠痛有實質幫助！

不同材質球體，按摩深度不一

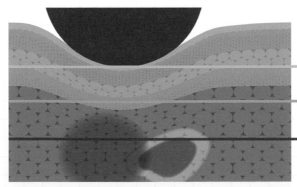

塑膠球觸及深度太淺反而無效。

軟木球觸及激痛點，有效推移沾黏。

高爾夫球觸及深度過深，容易造成二次傷害。

留意適合按摩的部位和狀況，才能真正恢復健康

哪些部位不能自我按摩放鬆？

脊椎	有許多脊髓神經貫穿，並支配全身的動作與感覺，直接按壓可能會壓迫神經。
關節	連結骨頭與骨頭之間的重要橋樑之一，同時也是人體的內建緩衝墊，不需再給予額外壓力。
骨頭	單點壓力較大，反而帶來不適，不會有放鬆效果。

哪些狀況不適合自我按摩放鬆？

急性外傷與發炎	任何急性傷害、扭傷、挫傷、骨折與開放性傷口、正在發炎的部位皆不可按摩。
重大疾病	急性嚴重疾病、接觸型傳染病、惡性腫瘤、嚴重心血管疾病。
關節病史	曾做過關節融合、人工關節、關節脫位、關節半脫位的部位等。
血管病變	靜脈曲張的部位、疑似或已有血管硬化的疾病，按摩時可能造成血塊剝落，血栓隨著血液流至不同器官，造成不同阻塞的危險性。

哪些人可以按摩，但必須特別小心？

骨質疏鬆	按壓時必須特別小心力道拿捏，尤其是更年期女性，肌肉包覆較少的區域尤須注意，如：鎖骨、肋骨、胸椎兩側等。
懷孕	非高危險群（如：子癲癇症、易流產體質、子宮頸閉鎖不全等）的孕婦可以按摩。孕婦執行的力道必須輕柔，避免操作時間過久，同時避開中醫裡易造成宮縮的穴位，如：三陰交、合谷穴、八髎穴、肩井穴，避免引起宮縮造成出血或流產的可能。 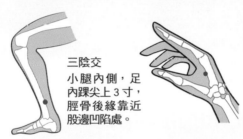 三陰交 小腿內側，足內踝尖上3寸，脛骨後緣靠近肌邊凹陷處。 合谷穴 手背虎口處取筆二掌骨之橈側中點於手掌骨與手掌骨之間凹陷處。 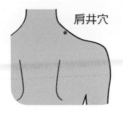 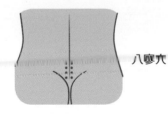 肩井穴　八髎穴
特殊疾病	如果有高血壓、心臟病、免疫性疾病等，或不確定是否可執行自我按摩，可以在執行前詢問專科醫師。

筋膜放鬆運動不是越痛越久越好

放鬆技巧

使用軟木輔具的放鬆技巧，包含分段滾動、點壓、按揉及活動相鄰關節角度，均要求保持核心穩定。切記，使用軟木輔具請勿固定滑動摩擦以免皮膚受傷。

按摩時速度要緩慢，並且壓在正確的點，勿因痠痛而憋氣，留意隨時保持呼吸順暢，使身體產生放鬆感。快速按摩的效果較差，並且可能導致無用的肌肉張力、瘀傷、受體損傷。

滾動按摩可在移動時找尋激痛點（沾黏區域）並來回滾動，時間最好 1 至 2 分鐘；滾動停留時間長度取決於部位與軟組織的重要性。

疼痛感以個人為主，單點按壓時需檢視自己可接受的疼痛範圍，應該為舒適的痠痛感，才是有效達到放鬆目的。不是越痛越好，過度刺激會導致肌肉緊縮甚至發炎！

通常身體右半邊問題會多於左半邊，故筋膜放鬆每個動作可從左邊開始，完成再做右邊。

高頻率優於長時間

高頻率短時間的按摩模式效益，大於單次長時間的按摩模式。以

肌筋膜恢復水分的角度來看，給予肌筋膜放鬆刺激後，需要時間進行恢復（液體如養分、氧氣交換或水分平衡）；若長時間持續的加壓在同一點，無助於恢復，反而會破壞軟組織。舉例來說：一天分早中晚三次，各按摩十分鐘，效果遠大於一天按摩一次三十分鐘，更可以減少過度刺激的風險。

疼痛區塊 = 需放鬆區塊

想像一下，你的身體就如同一輛超跑，要衝破極限又要安穩奔馳賽道，需要每個肌群、筋膜、骨骼、韌帶、神經、血管、淋巴等如同齒輪螺絲般串聯引擎；每個結構的相互作用都是環環相扣的，甚至要搭配訓練、修復重建、放鬆保健的規律循環下，才能建立最具效益的健康身體。

相反的，影響身體的健康因素也不是單一因素，可以說是牽一髮而動全身。舉例來說，膝關節疼痛往往不是膝關節的問題，膝關節可以說是代罪羔羊，甚至如果有十個人膝蓋疼痛，可能十個人的成因都不同，包含肌肉張力失衡、骨骼排列錯誤、生活習慣不佳、睡眠品質不好、運動習慣等等。

所以疼痛區塊不只該處在示警，也可能代表身體其它部位失衡，導致循環不良及張力下降，可依此做為筋膜放鬆參考依據，檢視相關肌群。但並非強行按壓疼痛區塊，身體會因為過多壓力而無法自我修復，仍應以放鬆為主。

操作前的關鍵注意事項

1. 對於初學者來說，躺在地面上，沒有貼到地面的部位不要按壓。

2. 對於孕婦來說，若懷孕前沒有操作過滾筒的話，建議懷孕後不要使用，
   避免因為按壓而血管收縮，導致流產。若要操作的話，建議先諮詢醫師。

3. 對於年長者來說，腋下、腹股溝、膝窩等部份，在操作時要稍微注意或
   者避開這些部位。

4. 注意姿勢型態，切勿因疼痛或放鬆改變體位偏差，導致不必要的傷害。

按摩輔具怎麼選？

可針對不同部位或深度，選擇不同外型。選擇以軟木球放鬆筋膜時，可先以大球進行淺層放鬆，再換小球做深層按摩。如同一部位從不同方向按摩時，可以先縱向再橫向，先內側再外側的方式按摩。

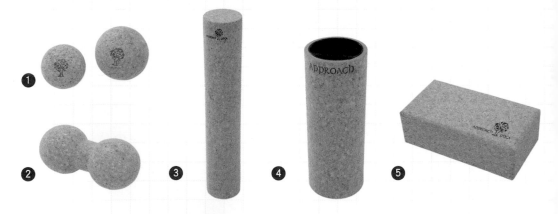

1. 按摩球。小球直徑 5cm，大球直徑 6.5cm。
2. 花生球。左右球體直徑 8cm，中間橫柱直徑 5cm、寬 3cm。
3. 滾棒。直徑 5cm，長 30cm。
4. 滾筒。直徑 13cm，長 33cm。
5. 瑜伽磚。長 22.8cm，寬 12.7cm，高 7.6cm。

軟木使用特性

　　Approach 採用歐洲頂級 FSC 認證葡萄牙軟木 (Cork)，栓皮櫟為每九年人工採剝的再生樹皮，百分之百天然可分解回收再生！其每立方公分有四千萬個宛如氣囊的細胞，體內含有大量空氣，除了能吸溼止滑外還有高回彈力，所以越使用，空氣進出後會越有彈性！

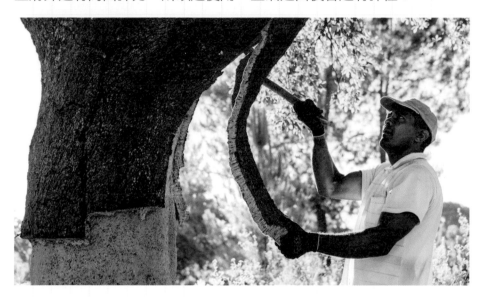

保養須知

1. 新品拆封使用時表面有天然軟木細粉，用布稍為沾溼擦拭過後即可使用。
2. 經常使用會因摩擦變黑屬於自然現象，完全不會影響功能，可用清水擦拭過後陰乾再曬太陽。
3. 請勿使用尖刺物破壞表面，以免造成剝落損壞。
4. 軟木表面易吸水及油漬，請盡量放置在通風乾燥處。
5. 軟木有抗菌消臭的特性，不會有黴菌滋生問題，但台灣氣候潮溼，若有附著食物及染料等請立即清潔。

見證者真實體驗分享

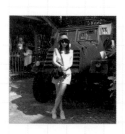

台北吳小姐・上班族・45 歲
改善足底筋膜炎的好幫手

現代人養生也養身，注重身體健康與保養，但由於工作與環境關係，久坐久站成為生活常態，久而久之身體痠痛、血液循環不良也逐漸找上門。我的工作需要久站 ，足底筋膜炎慢慢不離身，經由專業物理治療師推薦的軟木按摩球組，很簡單就可以幫自己推拿按摩，把球放在腳底來回滾動，剛開始使用就是痛痛痛，幾天下來，慢慢地足部疼痛有緩緩減輕，足部也不再那麼浮腫。軟木按摩球，只要在有穴道的地方都可以來回滾動按壓，有時按摩臉，似乎還可達到瘦小臉的功效，這真的是忙碌現代人不可缺少的保健工具，我也會一直不斷地使用下去。

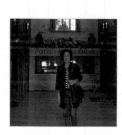

新北汐止劉媽媽・家庭主婦・73 歲
腿變得有力，膝蓋關節變的不易痠痛

我今年 73 歲，身體狀況跟同年齡的比算是蠻不錯的，幾乎每天都上市場買菜煮飯或去大賣場逛逛，由於住的是沒有電梯的舊公寓，所以每天要爬五層樓，就算天天喝牛奶補充鈣質，老了還是老了，不得不面對膝蓋慢慢退化的事實。剛開始會覺得腿部及膝蓋有時候會酸痛、無力，女婿聽聞便教我用軟木球按摩，抱著試試看的心態，於是邊看電視邊按摩，沒想到竟然有用，時常用軟木球按摩後，爬樓梯跟走路真的比較不會酸痛耶！現在我也會靠著牆壁用軟木球按摩背部，真好！不用靠別人，靠自己就可以了！

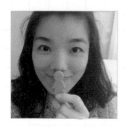

新北板橋劉小姐・上班族・46 歲
每天不可獲缺的好夥伴！比親密愛人還親密

自從去上了一堂軟木筋膜放鬆課之後，就體會到此運動對健康的重要性，現在不管是一早起床，或是中午休息，尤其是晚上睡前，隨時隨地都可以用軟木球 relax 一下！大小軟木按摩球可以按摩腳底及小腿肚，舒緩腿部的不適，也可以放在屁屁下放鬆坐骨神經，這些都可以在上班或開會時神不知鬼不覺的做！而睡前的放鬆更是不能少，將喜歡的精油少量噴灑於軟木球上，然後輕輕的、慢慢的按摩肩頸、頭部、臉部 .... 天啊！我想睡了 ....

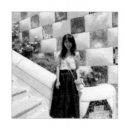

香港李小姐・上班族・45 歲
不止痠痛減輕，連心情也跟著變好了

過去對軟木應用的認識，膚淺的只停留在葡萄酒瓶塞，直到今年初在同學的聚會上，驚覺它每立方公分由 4 千萬個高度靈活類似氣囊的細胞體組成，小小的軟木球竟然蘊藏著極大的彈性與自然的親膚觸感。

「痛並快樂著」，就是我使用軟木滾棒及軟木球後的最佳註解，二款產品讓我可以在家中或辦公場所立即又輕鬆的達到筋膜放鬆的效果，特別是一邊使用一邊放空的時光，更覺享受，除了全身痠痛減輕很多之外，也意外的讓心靈得到沈澱。

只有親自使用之後，才會認識它的奧妙，也請一起加入軟木筋膜放鬆運動的世界吧！

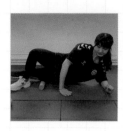

台北方小姐 · 健身教練 · 21 歲
健身運動的好幫手

相較於矽膠的滾筒，軟木的材質看起來更有質感，是我喜歡的花紋。原本以為軟木滾筒做筋膜放鬆可能沒什麼效果，但使用完後發現因為是軟木所以有一個緩衝力，不會直接刺激你的痛點，而是一個循序漸進的感覺，而且更好控制力道。

最喜歡的就是軟木花生球，質感相較於一般矽膠球高非常多，而且真的能按摩到很深層，並且用來按壓小腿非常舒服，而最近買的軟木滾棒，也同樣如預期達到我要的效果，軟木的筋膜放鬆產品真的很棒，很推薦給愛好運動跟健身的好朋友！

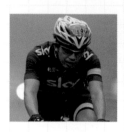

新北三峽林先生 · 軟體工程師 · 42 歲
真的不能一天沒有 [它]

我的工作要經常坐在電腦桌前敲鍵盤寫程式，加上日積月累的壓力之下，造成全身痠痛緊繃，即使假日有固定運動騎自行車，一樣改善不了這些問題。某天有位當兵的學長介紹我使用軟木按摩球及滾筒，說這個工具在歐洲正流行，對我有幫助，便半信半疑買了一套回家使用，沒想到效果出乎意料的好用，大幅改善我肩頸緊繃痠痛的情形，甚至連騎車都感覺比以前順暢有力，現在一定都要隨身攜帶它以便快速解除痠痛。也因為好用，我幫家人買了好幾組軟木按摩球，也買了最新的花生球和滾棒，用了幾個月真的覺得都非常好用，為了家人的健康真心推薦使用軟木按摩產品來做筋膜放鬆運動！

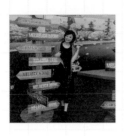

新北三重・葉太太
懷孕時舒緩痠痛的好幫手

女人懷孕是件很辛苦的事,一天二十四小時挺著顆圓球到處跑,而且也不是一兩天就能「卸貨」,通常都伴隨著腰酸背痛,腿部腫脹痠痛及水腫等問題。我是在懷孕五個月時接觸了軟木按摩球,除了平常自己在家裡踩著球來按摩之外,睡覺前也會叫老公幫忙用球滾動按摩背部,幾個月下來直到生產,真的感覺腰酸背痛及水腫的情形跟上胎比起來減輕很多,真的覺得使用軟木球按摩對孕婦是一大福音。

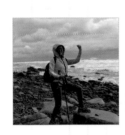

新北三重陳小姐・瑜伽老師
透過軟木球按摩肌筋膜後,
練瑜伽時反而讓身心更能達到平衡

自從八年前發現身體叛變後就開始思考身體怎麼了?在不經意時使用軟木瑜伽磚來按壓放鬆身體,只要發現壓點有痛感我也是不迴避,經過數月後神奇的是精氣神出現好轉。經過大量搜集中西醫相關資料及驗證後,發現到求人不如求己,且如何讓自己成為有智慧的病人是有多重要。

之後便展了罹癌後教授修復瑜伽的旅程,這些年來發現肌筋膜放鬆後再練習瑜伽體位反而讓身心更能達到平衡,且不再有運動傷害的發生,尤其前年因為車禍造成手不能舉高及無力狀況,也因為使用軟木按摩筋膜後漸漸恢復機能。

無論身體的細胞或是肌筋膜,經過適度施予壓力後,將會改變身體和大腦間傳遞的訊息,或許這是值得我們去深入理解和探討,不再無奈、心痛,而是真正的覺醒。

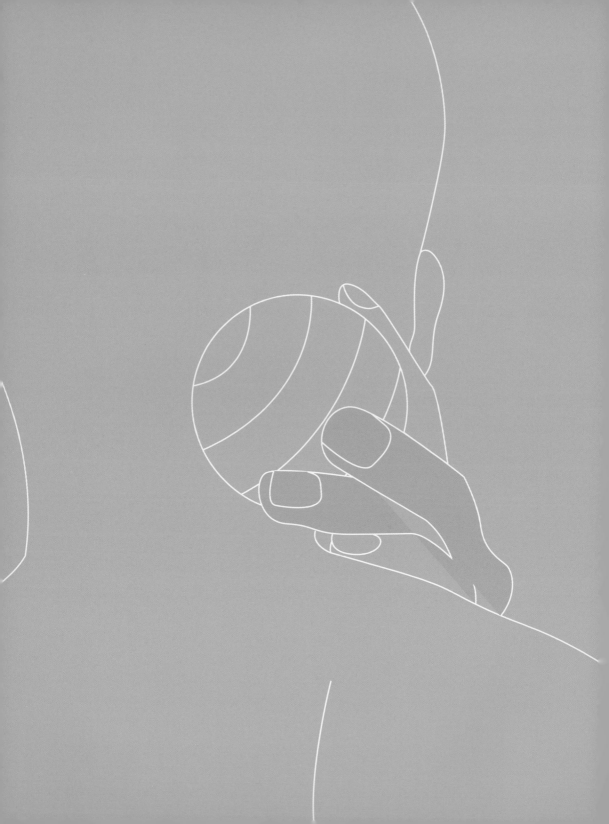

03

各部位筋膜放鬆

讓筋膜放鬆成為日常習慣，當身體舒緩
了，人也變得更加開心和健康了。

01

軟木球動作
足底 FOOT

按摩步驟

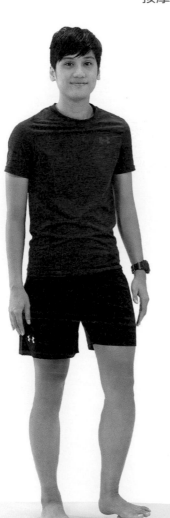

STEP 1

身體呈站姿,雙腳與肩同寬。

STEP 2

把球放置於腳底處。

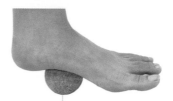

一早醒來，腳踩在地板上就一陣刺痛傳來，當心足底筋膜炎發作！除了穿高跟鞋，運動傷害或是肥胖的人也很常見出現這類問題，若長期漠視，穿鞋款式不改變或不做好足部保養，足底筋膜炎很可能隨時復發，甚至在跟骨長骨刺，而按摩則有助於增加腳踝的穩定度。

STEP 3

從腳指頭下方的骨頭處開始縱
向移動至腳後跟。

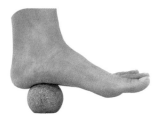

STEP 5

慢慢地移向腳掌外側。

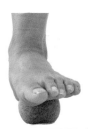

STEP 4

把球放置於大腳趾下的骨頭。

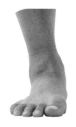

STEP 6

慢慢地移向腳掌外側。

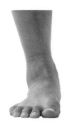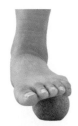

STEP 7

再往內回到大腳趾下的骨頭，
來回完成橫向按摩。

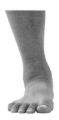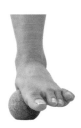

TIPS

也可坐在椅子上進行。

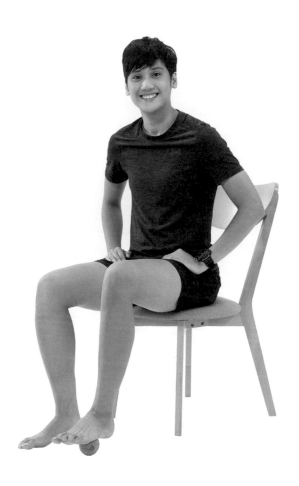

02

腳踝與腳背 ANKEL and INSTEP

按摩步驟

STEP 1

從內踝關節開始，沿踝關節周邊滾動並按壓。

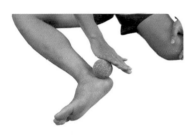

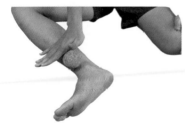

TIPS 腳踝是足底筋膜的樞紐（開關），腳底若有任何症狀，皆從腳踝開始。所以先按摩放鬆腳踝周邊（內外兩側）非常重要。

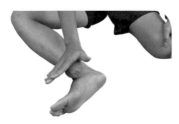

STEP 2

再換外踝關節，沿踝關節周邊
滾動並按壓。

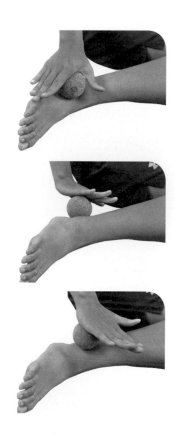

STEP 3

腳背以爪字形縱向按摩。

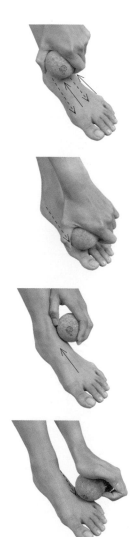

03

小腿後側 CALF

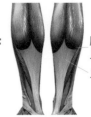

腓腸肌＋
比目魚肌

比目魚肌

按摩步驟

STEP 1

身體呈坐姿，按摩腳伸直、
支撐腳屈膝。

STEP 2

把球放置於在小腿中段，先
適應按壓力道。

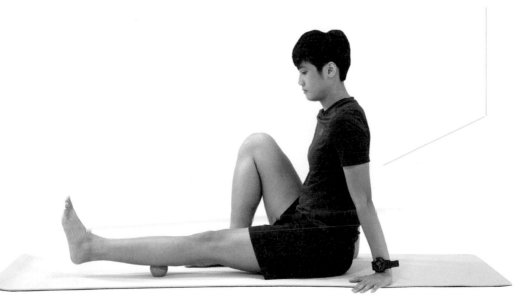

小腿若過度緊繃，會影響腳踝的活動度與腳掌的推蹬能力，進而增加膝蓋
壓力，甚至導致血液循環不佳。易引起水腫、無力和疲勞感。放鬆小腿有
助改善下肢穩定度與訓練成效，也能使血液循環順暢，若搭配適當的彈震
訓練與腳踝活動效果更佳。

STEP 3

從小腿中段來回滾至膝蓋窩下端，尋找沾黏區塊。

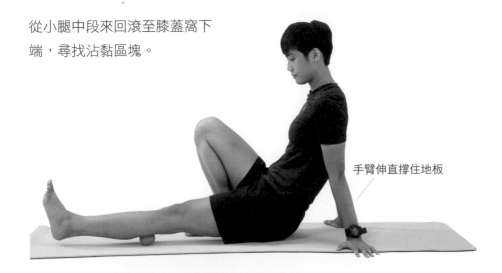

手臂伸直撐住地板

STEP 4

接續從小腿中段來回滾至腳後跟上端，尋找沾黏區塊。

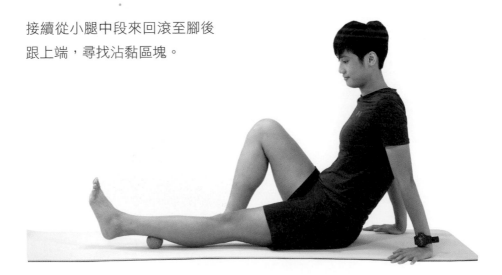

STEP 5

沾黏區塊做橫向滾動。

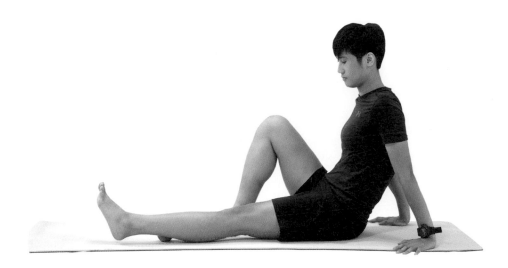

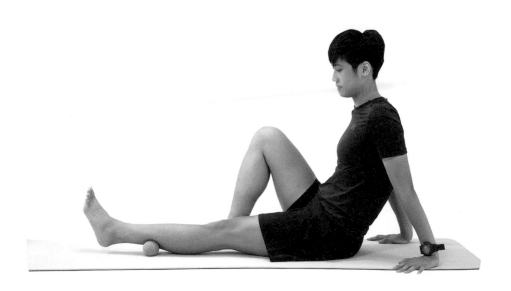

STEP 6

可參考 P108 使用滾筒操作，將輔助
腳放在按摩腳上方，加強按摩力道。

TIPS 需注意手腕與肩關節的相對位置，不需過度
加壓，若產生痛覺需暫停休息。

TIPS 核心保持穩定，脊椎與腰椎端要直立不歪
斜。

TIPS 找到沾黏處時，亦可活動踝關節或略將臀
部抬起，加強按摩力道。

小腿外側 CALF

胫前肌
腓骨長肌

按摩步驟

STEP 1

身體呈坐姿，操作腳往前放，另一腳朝後放，雙腳大腿成 90 度。

STEP 2

把球放置在小腿外側中段，適應按壓力道。

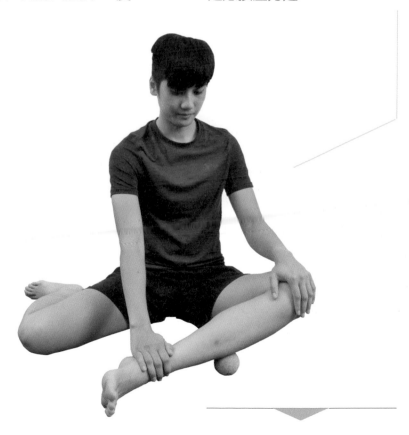

小腿與腳掌結構負責穩定、吸震及轉移力量，與地面接觸故承受巨大壓力。因此它們的健康度與專項運動表現有著密切關係，更需要重視此部位放鬆保健與修復。

STEP 3

從小腿外側中段來回滾至膝蓋外側下端，尋找沾黏區塊。

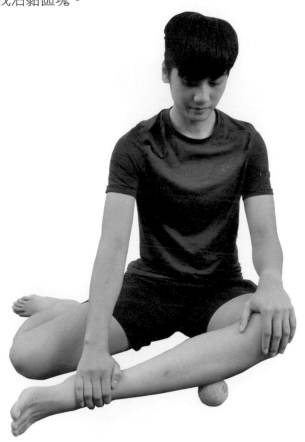

接續從小腿外側中段來回滾至腳
後跟外側上端，尋找沾黏區塊。

找到沾黏區塊後，做橫向滾動。

若髖關節活動度差（外旋、內旋），脊椎
可能會扭曲得比較明顯。若感到下背不適，
建議可以讓雙腳角度小於 90 度，且前腳與
臀部確定能坐穩再操作。

05

小腿膝蓋窩 CALF and KNEE

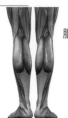

膕窩

按摩步驟

STEP 1

身體呈仰臥，雙腳屈膝。

STEP 2

把球放置膝關節後方凹洞（膝蓋窩），按摩腿膝蓋彎曲夾住球。

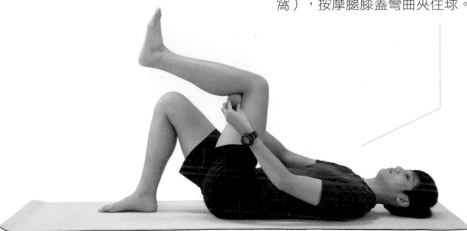

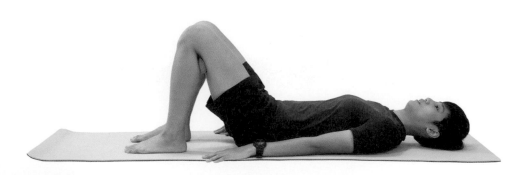

　　小腿與腳掌結構負責穩定、吸震及轉移力量，與地面接觸故承受巨大壓力。因此它們的健康度與專項運動表現有著密切關係，更需要重視此部位放鬆保健與修復。

STEP 3

抬起臀部，雙腳往臀部後方靠近，夾緊之後再放下臀部，動作維持1分鐘。

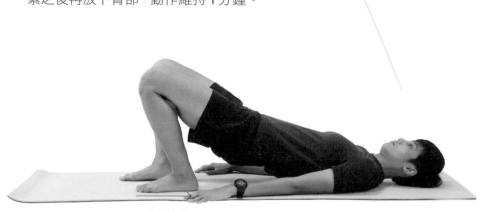

腳往臀部靠近

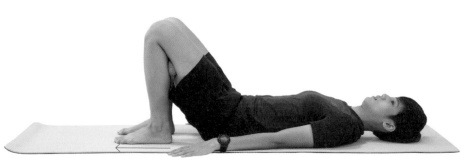

腳回到原位，放下臀部

STEP 4

再將球往下約一顆球的距離，
重覆前述步驟。

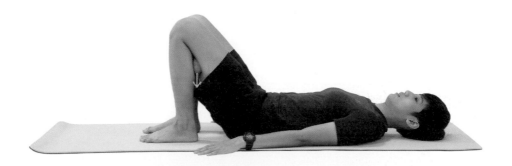

STEP 5

可活動踝關節，加強變化按摩
力道。

TIPS

球的位置在小腿上段，放在膝蓋窩中。腳越
靠近臀部會越有感覺。相反地，球若遠離膝
蓋窩，腳靠近臀部的刺激感也會減少。

小腿內側 CALF

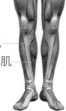

腓腸肌

比目魚肌

按摩步驟

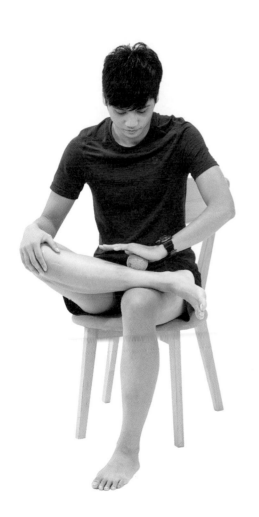

身體呈坐姿,滾壓的部分分為兩段。將腳轉向外側,把球放在中間的小腿肚,往下滾壓至腳踝關節上方。

STEP 2

往上滾壓到小腿最上段（靠
近膕窩），反覆來回按壓。

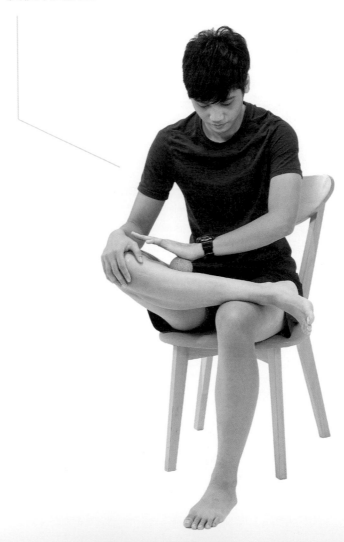

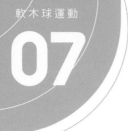
臀部 BREECH

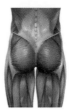

臀大肌

按摩步驟

STEP 1

身體呈躺姿,雙腳彎曲,
抬起臀部。

STEP 3

左右擺動臀部但球盡量停
留原地。

STEP 2

將球放在單邊臀部正下
方,適應按壓力道。

STEP 4

可將球放於臀大肌不同位
置,重覆上述步驟按壓。

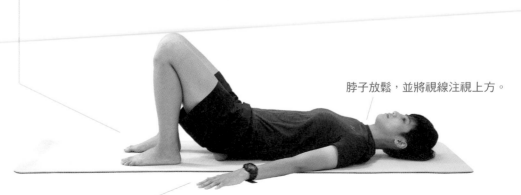

脖子放鬆,並將視線注視上方。

雙手張開平貼於地面,讓身體擺動時,
能輔助身體及控制力量。

強化動作

STEP 1

身體呈坐姿，雙腳屈膝並用
手掌向後支撐。

STEP 2

把球放在臀部正下方，適應
按壓力道。

STEP 3

單腳翹起，放在支撐腳上。

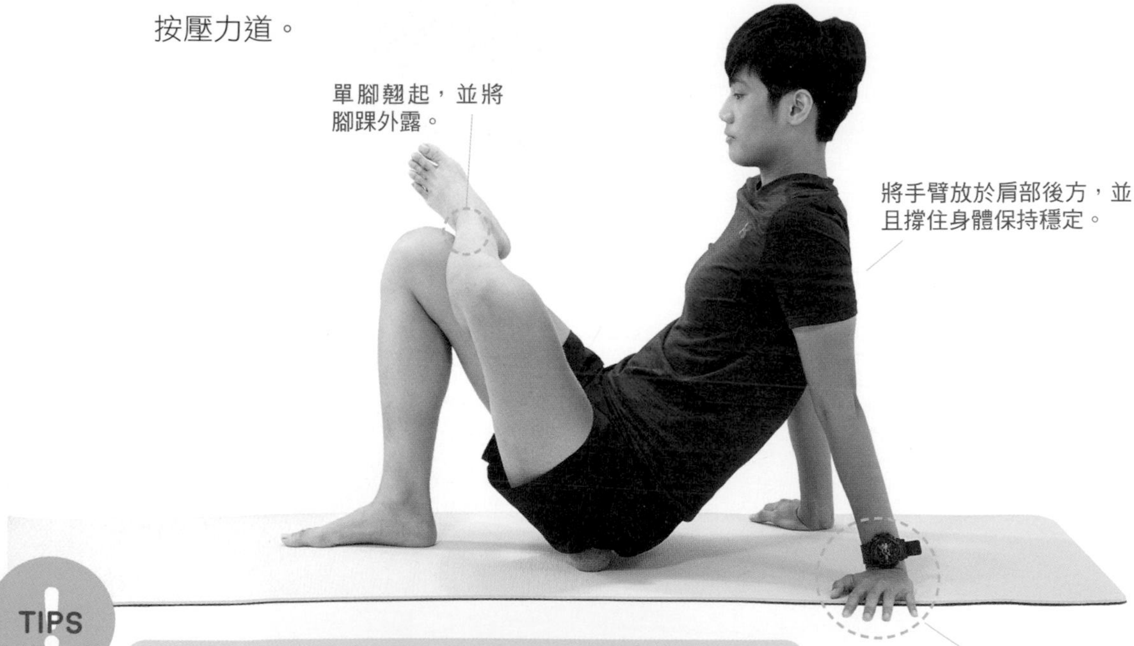

單腳翹起，並將
腳踝外露。

將手臂放於肩部後方，並
且撐住身體保持穩定。

TIPS

五根手指張開，
能夠更有效的支
撐身體。

強化動作較難，且具有挑戰性，原因在於翹腳動作
受於個人髖關節周圍肌群柔軟度而影響，因此，如
果無法做出翹腳動作，可改為簡易版「躺姿」的動
作即可。

STEP 4

臀部左右擺動，使球橫移滾動。

STEP 5

右方圖示說明可在此範圍內找尋
沾黏區塊，找到後即可進行動作，
也可增加重心漸進加壓。

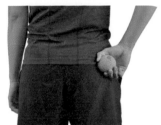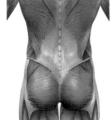

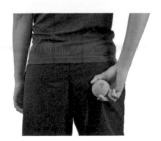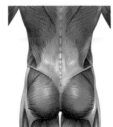

08

大腿後側 THIGH

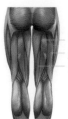

半腱肌
股二頭肌
半膜肌

按摩步驟

STEP 1

身體呈坐姿,按摩腳伸直,支撐腳屈膝。

STEP 2

將球放至按摩腳的大腿後中段,先適應按壓強度。

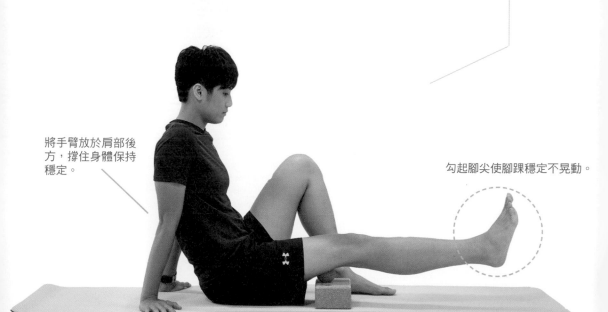

將手臂放於肩部後方,撐住身體保持穩定。

勾起腳尖使腳踝穩定不晃動。

大腿後側若過度緊繃，會影響髖關節的活動度，減速效率也會受限制，甚至改變骨盆定位，進而導致身體用其他軟、硬組織幫忙減速煞車，產生不必要的代償作用。

放鬆大腿後側有助髖關節的活動度與改善爆發力，進而誘發腿後的減速煞車能力，產生對應的保護機制。若搭配適當的訓練與核心穩定，效果更佳。

STEP 3

從大腿後中段來回滾至坐骨臀部，
尋找沾黏區塊。

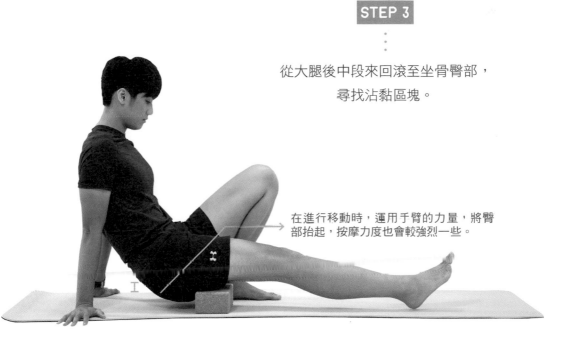

在進行移動時，運用手臂的力量，將臀部抬起，按摩力度也會較強烈一些。

TIPS

如果手臂無力，也可將臀部放於地板運用身體的力量緩慢移動即可。

STEP 4

接續從大腿後中段滾至膝蓋窩，尋找沾黏區塊。

STEP 5

找到沾黏區塊後，大腿做左右擺動加強側邊按壓。

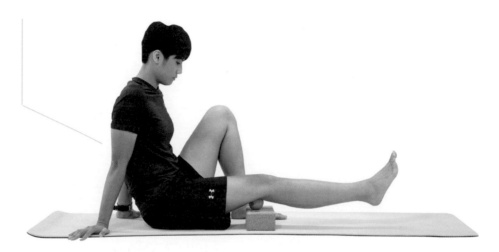

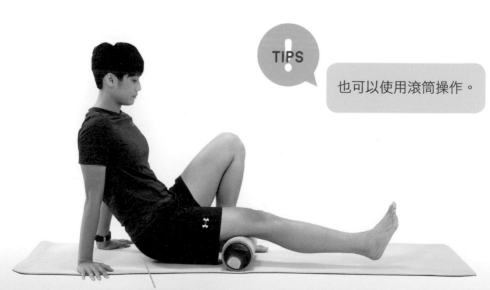

TIPS 也可以使用滾筒操作。

可微提起臀部操作

大腿內側 THIGH

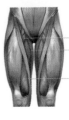

大腿內側

內收長肌
內收大肌
股內側肌

按摩步驟

STEP 1

身體俯臥，並用手肘撐起身體，
按摩腳側向屈膝，支撐的另一隻
腳伸直。

將雙手彎曲，手肘撐地，
並且對齊〝肩膀〞。

單腳屈膝，並將腳踝對
齊膝蓋。

STEP 2

軟木球搭配瑜伽磚，放至側
向大腿內側。瑜伽磚與身體
位置平行，先適應強度。

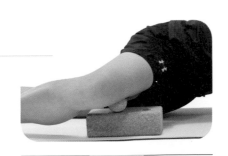

STEP 3

從大腿內側來回滾動至胯下，
尋找沾黏區塊。

手臂出力支撐身體，將胸口微微的往內收，
使背部不塌陷，保持上半身直立穩定。

將腹部收緊，使核心出力維持
身體穩定性，腹部不要下沉。

STEP 4

找到沾黏區塊後，做橫向滾
動。

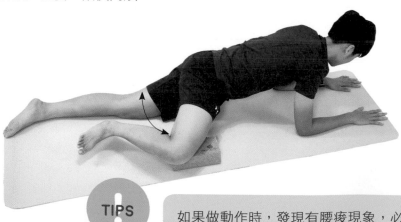

TIPS

如果做動作時，發現有腰痠現象，必須先檢視
自己的腹部有無下沉、收緊，核心力量是否感
到無力，以上皆有則必須強化自我核心力量。

STEP 5

可活動膝關節加強按摩力道。

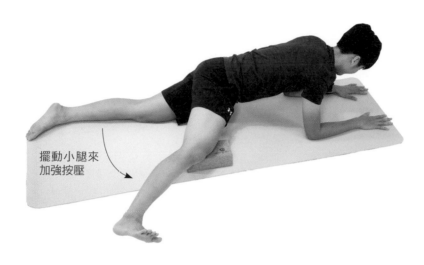

擺動小腿來
加強按壓

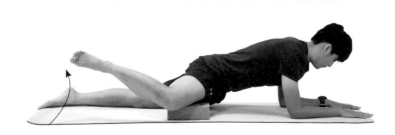

大腿外側 THIGH

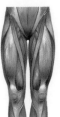

髂脛束

按摩步驟

STEP 1

身體側躺並用手肘撐身體，
上方腳向前跨作為支撐。

STEP 2

將球放置下方按摩髂腰肌，
適應按摩力道。

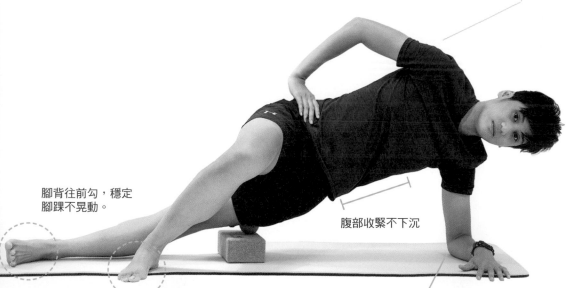

腳背往前勾，穩定
腳踝不晃動。

腹部收緊不下沉

前腳腳底平貼於地板

手臂彎曲90°，並且對齊肩膀。

　　大腿外側若過度緊繃，成因通常為臀肌無力做工或協同肌過度使用，影響髖關節與膝關節穩定度，甚至導致軟、硬組織的不必要代償。

　　放鬆保健大腿外側有助於穩定髖關節與膝關節，搭配適當的訓練與活動效果更佳。

TIPS

如果單手力量支撐不住，或者身體較不穩定的，可將上方的手撐住地板以減輕身體的不穩定感。

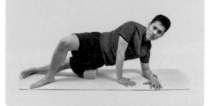

STEP 3

髂腰肌漸進按壓，左右來回加強按壓。再從髂腰肌來回滾至膝蓋外側。

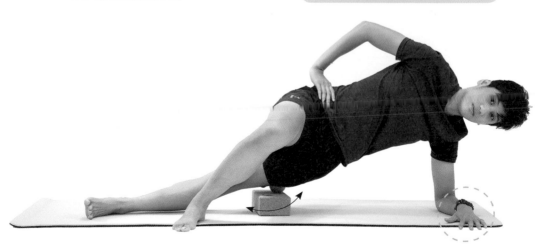

五根手指需張開，能夠使手掌及手指抓握住地板，更有效的支撐身體。

STEP 5

找到沾黏區塊後，做屈膝、
伸膝加強按壓。

頭部至尾椎保持於一直線上

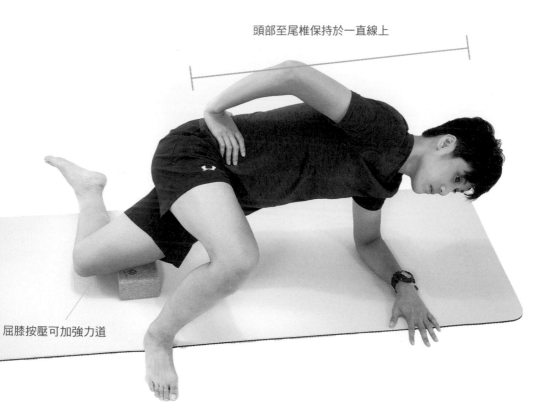

屈膝按壓可加強力道

大腿前側 THIGH

股直肌

股中間肌

按摩步驟

STEP 1

身體呈俯臥並用手肘撐住身體，

按摩腳伸直，支撐腳側向屈膝。

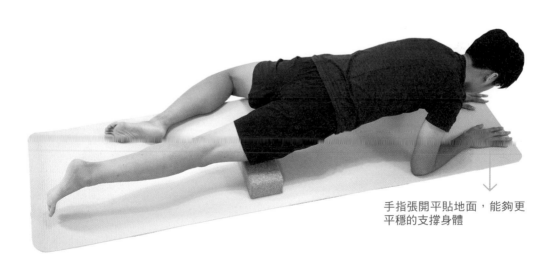

手指張開平貼地面，能夠更
平穩的支撐身體

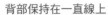

STEP 2

將滾筒放置大腿前中段漸進
按壓，適應強度。

背部保持在一直線上

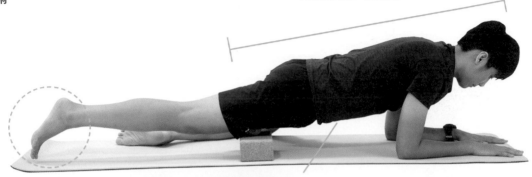

腳尖朝下撐住地板，
穩定腳踝不晃動。

腹部收緊不下沉，
腰部不塌陷。

手肘彎曲 90 度，
對齊肩膀。

STEP 3

從大腿前中段來回滾動至髂
骨，尋找沾黏區塊。

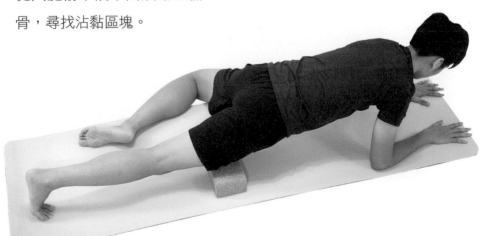

STEP 4

接續從大腿前中段來回滾至髕
骨按壓。

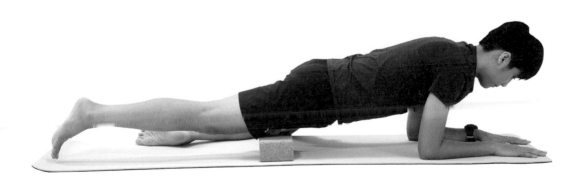

STEP 5

找到沾黏區塊後,也可以做橫向滾動。

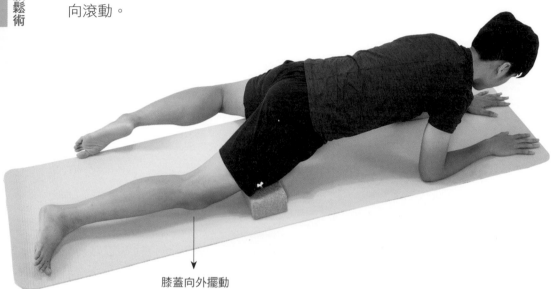

↓

膝蓋向外擺動

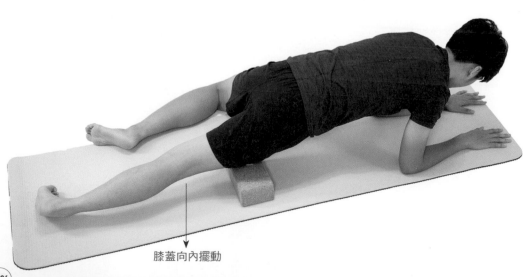

膝蓋向內擺動

STEP 6

:
:
:

可活動膝關節加強按摩力道。

腳尖勾起，不下壓。

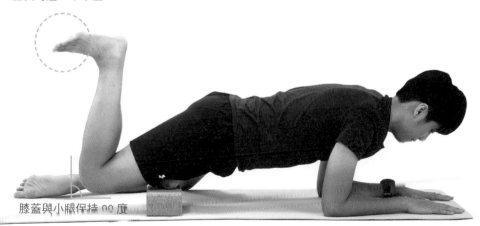

膝蓋與小腿保持 90 度

鼠蹊部 GROIN

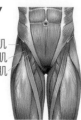

張闊筋膜肌
髂肌
腰大肌

按摩步驟

STEP 1

從髖骨開始。

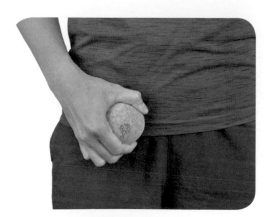

STEP 2

往外斜 45 度橫向移動。

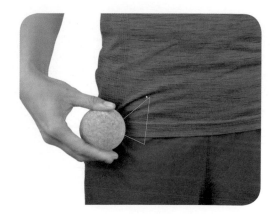

周圍有許多肌肉幫助骨盆穩定，使骨盆在穩定的狀態下能產出更大的效益，但長期的坐式生活與過度緊繃，會造成髖關節活動範圍受限，容易使骨盆前傾影響訓練以及日常生活。

放鬆保健有助於骨盆周圍肌肉平衡、維持正確定位，並減少身體不必要的代償現象，既省力又能正確完成訓練與日常生活動作。

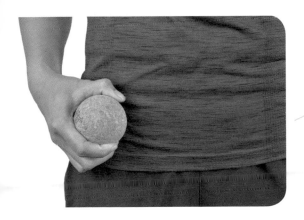

STEP 3

再往上滾壓至髖骨，形成三角區域。

STEP 4

往腹部連接腿部的區域滾動，並按壓 3 至 5 次。

頭頂 VERTEX

顱頂腱膜

按摩步驟

STEP 1

切記頭頸部需正位，將按摩
球放置頭頂。

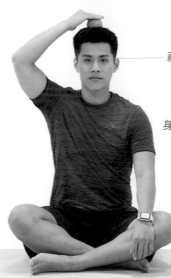

視線專注前方

身體保持直立垂直於地板

　　放鬆頭頂筋膜，沿著正中央的百會穴位置按摩，可改善氣血循環及頭痛等症狀，對提升記憶力也有效果。此穴位於頭頂的正中央稍後處，將兩耳往頭頂連成一線，從鼻樑往上連線到後腦，兩線交叉的點就是百會穴。

STEP 2

沿著頭型弧線輕滾按摩。

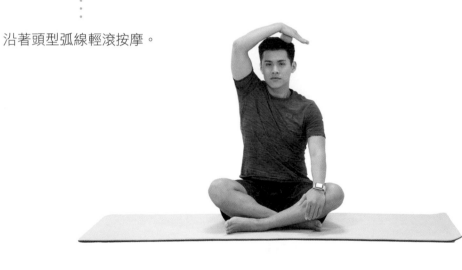

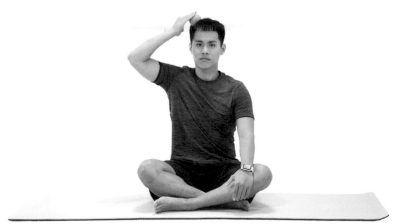

枕下肌群 SUBOCCIPITAL MUSCLES

花生米按摩步驟

枕下肌群

STEP 1

身體呈仰躺,雙腳屈膝。

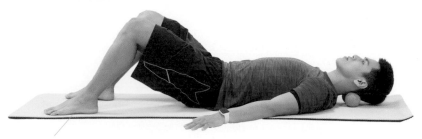

腳掌平貼地面,雙腳打開與肩同寬

STEP 2

將花生米軟木球放至
顱骨底,約髮際線的
位置,可先輕壓頭部
適應按壓力道。

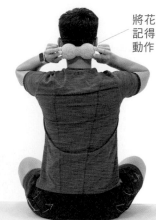

將花生米放在此位置,
記得位置後再躺著進行
動作。

　　枕下肌群為淺背線的功能核心，從眼球動作聯結到背部肌肉的協調性。放鬆保健枕下肌群，有助於舒緩頭頸部痠痛不適或眼壓過高、頭痛、落枕、肩頸僵硬、鼻炎等等。建議使用花生米型態的按摩球，可先進行頭頂紓壓按摩後接續著進行。

STEP 3

找到沾黏區塊後可交替抬頭、
點頭，加強按壓。

STEP 4

也可左右擺動增加筋膜的延展。

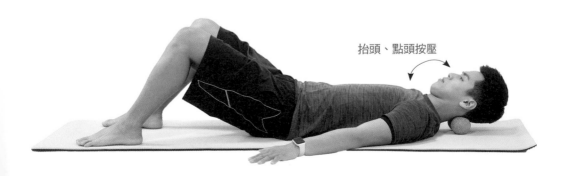

抬頭、點頭按壓

背部 BACK

斜方肌

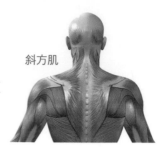

按摩步驟

STEP 1

身體呈仰臥，頭部下方需墊高減少壓力。

STEP 2

雙手平放兩側，使胸大肌延展放鬆且肩胛骨更貼近地板。

STEP 3

雙腳屈膝降低下背的壓力負擔。

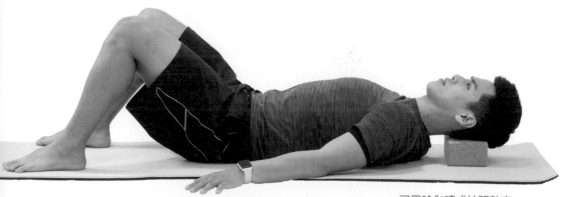

可用瑜伽磚或枕頭墊高

有助於改善上肢與脊椎定位，並舒緩痠痛不適，如肩背痠痛、駝背舒緩、肩膀周圍肌肉定位不佳。

STEP 4
:
:

將兩顆按摩球放置肩胛骨與脊柱之間（即菱形肌、斜方肌中段），適應按壓力道。

STEP 5
:
:

尋找沾黏區塊做深壓。

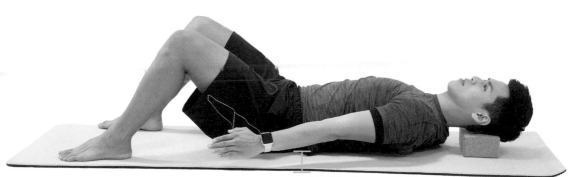

手部離地約 10cm

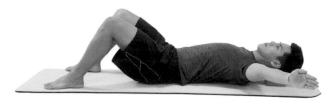

STEP 6

也可活動肩關節，不同角度的活
動使肌肉筋膜延展效果更好。

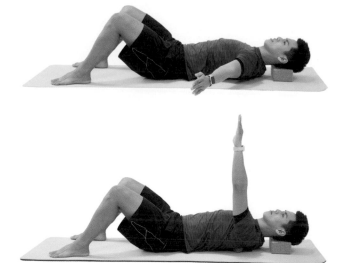

手臂平行於地板向
後延伸至 45°。

TIPS　切記按摩位置需
避開脊椎。

TIPS　頭頂舒壓、枕下肌群按
壓與此動作之筋膜走向
為淺背線。

胸部 CHEST

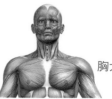

胸大肌

按摩步驟

STEP 1

將球放於有高度的地方，如瑜伽
磚或書本。

STEP 2

身體呈俯臥，支撐手做頭部支
撐，同側腳 90 度屈膝平貼地面。

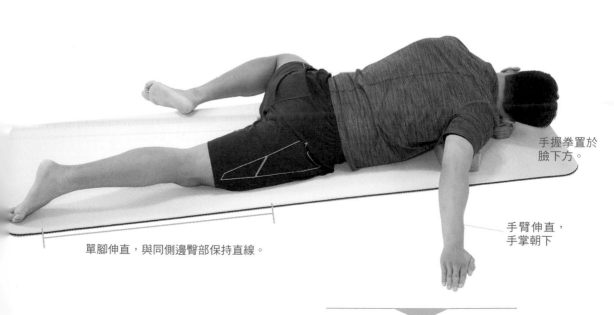

手握拳置於
臉下方。

手臂伸直，
手掌朝下

單腳伸直，與同側邊臀部保持直線。

在久坐駝背的現代生活模式下，放鬆保健胸大肌是很重要的，有助於改善上肢與脊椎定位，以及舒緩肩背痠痛、胸悶、呼吸不順、上舉手角度受限等困擾。

胸大肌很大一片，可以分成內中外三部位滾壓按摩，或者尋找不同沾黏區塊做單點滾壓按摩。

STEP 3

趴至球上前先輕壓
按摩適應。

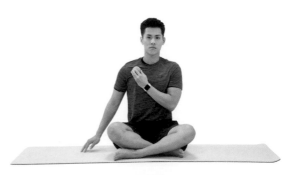

STEP 4

在胸大肌範圍尋找
沾黏區塊做深壓。

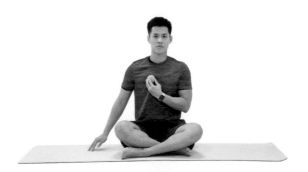

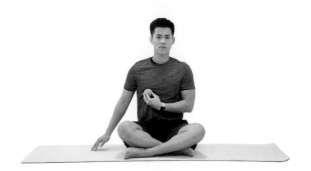

STEP 5

做肩關節活動，手臂上抬、下放或畫
圓弧線，嘗試各種角度的前後延伸。

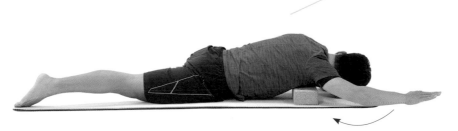

圓弧動作

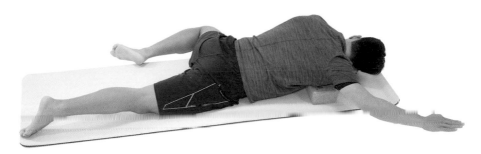

TIPS　亦可將枕頭置於髖部，可減緩痛感。

闊背肌 LATISSIMUS DORSI

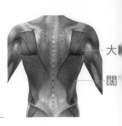

—大圓肌

—闊背肌

按摩步驟

STEP 1

身體往後側躺45度，
雙腳屈膝。

STEP 3

側躺腋下後側接觸球，適應
按壓力道。

STEP 2

將球放於有高度的地方，
如瑜伽磚。

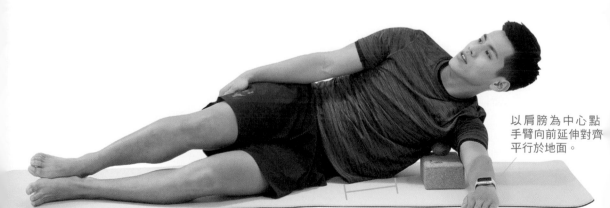

以肩膀為中心點
手臂向前延伸對齊
平行於地面。

腹部出力收緊，不要下垂

闊背肌若過度緊繃，關係著肩關節活動度，進而影響上肢與脊椎定位，甚至導致軟、硬組織的不必要代償。

放鬆保健闊背肌與轉肩肌群有助於上肢與脊椎健康，也能促進體內水分、血液循環，搭配適當的訓練與多角度活動效果更佳。

STEP 4

是在此範圍內找到沾黏區塊後，
再躺下做橫向滾動。

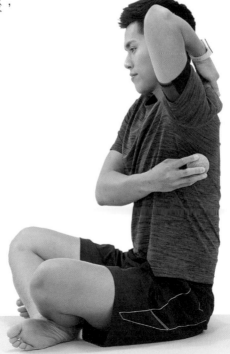

STEP 5

做肩關節活動，手臂上
抬、下放或畫圓弧線，
各種角度的前後延伸。

兩邊髂骨須對齊對正

以肩膀為中心點手臂向外伸展，
並且與地面保持距離。

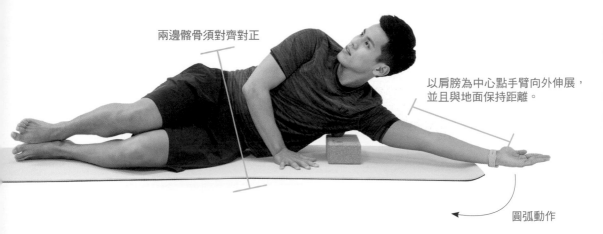

圓弧動作

TIPS　若覺得按摩效果太強，亦可使用滾筒操作。

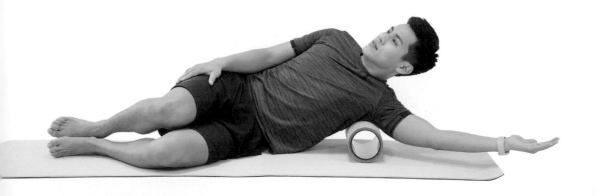

上臂 UPPER ARM

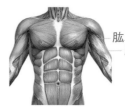

── 肱二頭肌
── 肱肌

按摩步驟

STEP 1

球放於上臂下段（靠近手肘折線處），沿著手臂往上滾動按壓。

STEP 2

滾動按壓至肩關節，再由上往下反覆來回滾動。過程中可伸直或彎曲手臂，進行多角度的放鬆，也可沿著上臂滾動按壓內外側。

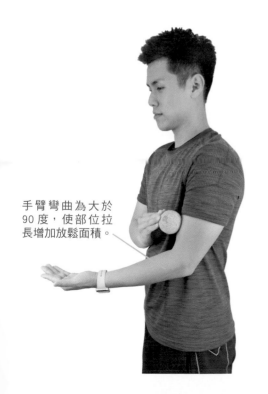

手臂彎曲為大於90度，使部位拉長增加放鬆面積。

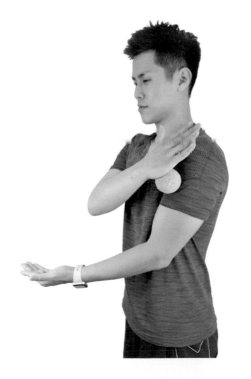

前臂 FOREARM

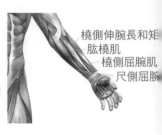

橈側伸腕長和短
肱橈肌
橈側屈腕肌
尺側屈腕

按摩步驟

STEP 1

身體保持直立，
眼睛平視前方。

身體呈坐姿，脊椎與骨盆需正位，將按摩球放置前臂。

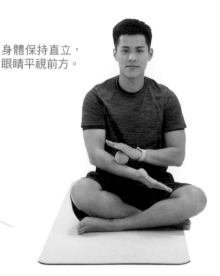

STEP 2

先輕壓按摩前臂，再從手腕至手肘來回滾動。

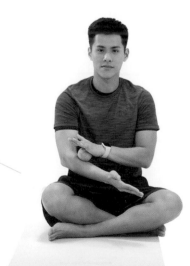

STEP 3

也可以沿著前臂輕滾按摩內外側。

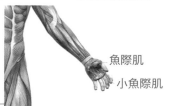
手掌 PALM

按摩步驟

STEP 1

STEP 1

身體呈四足跪姿，脊椎
與骨盆需正位，將球放
於有高度的地方，如瑜
伽磚或書本。

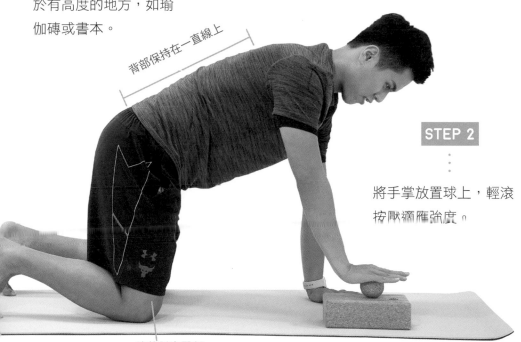

背部保持在一直線上

STEP 2

將手掌放置球上，輕滾
按壓適應強度。

膝蓋對齊臀部

按壓手掌能夠增加手指間的空隙，並增強握合力，使手掌在負重、支撐時可以平均分配力量。

先縱向按摩，手指至掌根來回按摩。

手臂出力支撐，將胸口微微往內收，使背部不塌陷，保持上背部穩定。

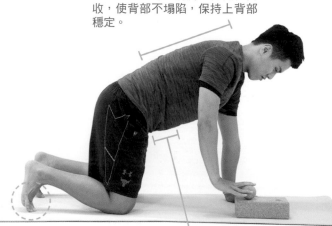

腳趾踩地，穩定腳踝不晃動，並對齊膝蓋。

腹部收緊，核心出力，腰部不塌陷。

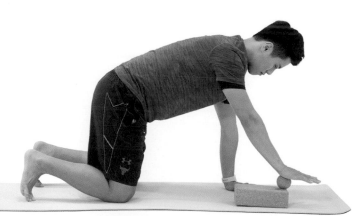

STEP 4

再橫向按摩。

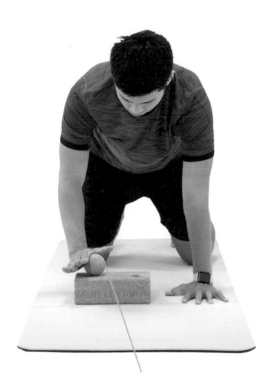

膝蓋對齊臀部之外，也
要對齊同側邊的肩膀。

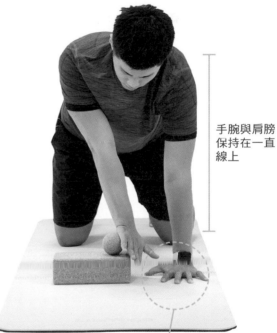

手腕與肩膀
保持在一直
線上

五根手指需
張開，能更
有效的支撐
身體。

滾筒動作
小腿後側

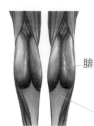

CALF

腓腸肌＋比目魚肌

比目魚肌

按摩步驟

STEP 1

STEP 1

身體呈坐姿，按摩腳直膝、支撐腳屈膝。

STEP 2

把滾筒放置於在小腿中段，適應按壓力道。

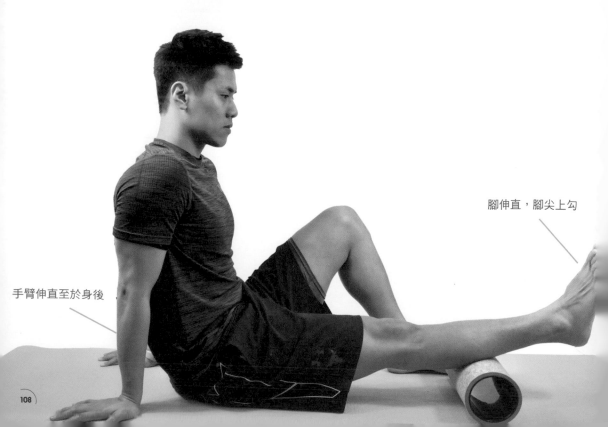

腳伸直，腳尖上勾

手臂伸直至於身後

放鬆小腿有助改善下肢穩定度與訓練成效,也能使血液循環順暢,若搭配適當的彈震訓練與腳踝活動效果更佳。

STEP 3

從小腿中段來回滾至膝蓋窩下端,尋找沾黏區塊。

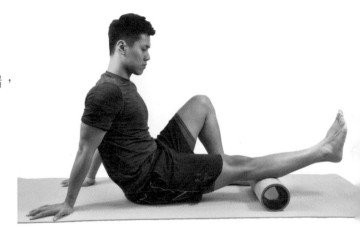

STEP 4

接續從小腿中段來回滾至腳後跟上端,尋找沾黏區塊。

STEP 5

依據沾黏區塊做橫向按摩。

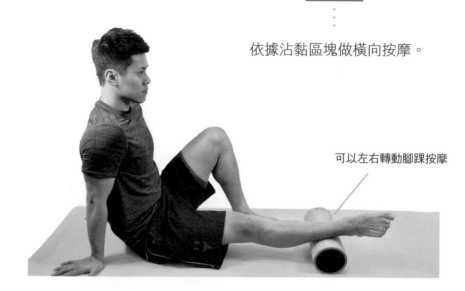

可以左右轉動腳踝按摩

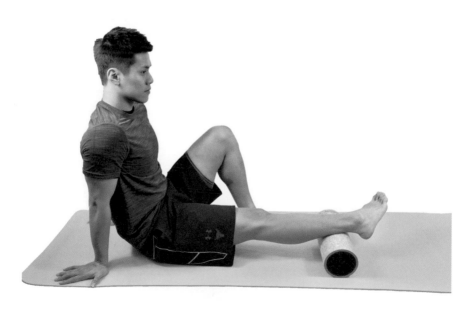

STEP 6

接續從小腿中段來回滾至腳後跟上
端，尋找沾黏區塊。

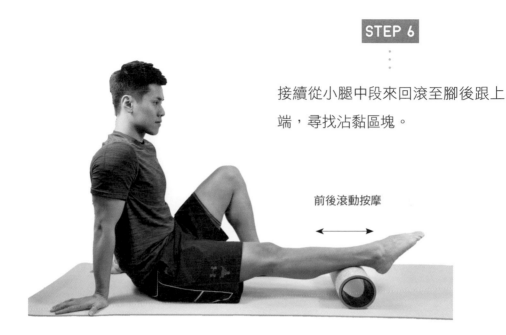

前後滾動按摩

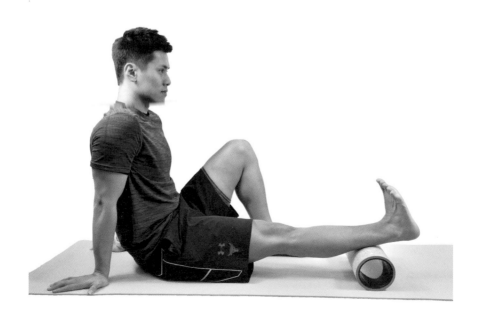

STEP 7

將輔助腳放在按摩腳上方,加強按
摩力道,步驟同 1 至 6。

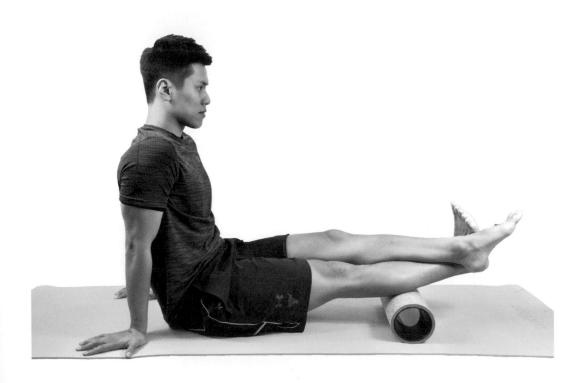

臀部 BREECH

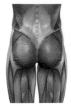

臀大肌

按摩步驟

STEP 1

雙手支撐在身後,將滾筒單側約 1/3 處放在單邊臀部正下方,適應按壓力道。

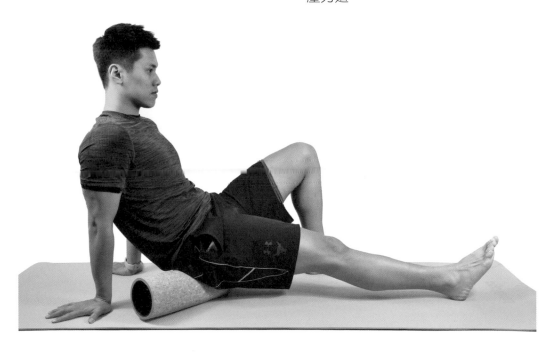

放鬆保健臀部有助於髖關節活動度，也能喚醒較難啟動的
搭配適當訓練與多角度活動更佳。

左右擺動臀部，按摩臀
大肌不同位置。

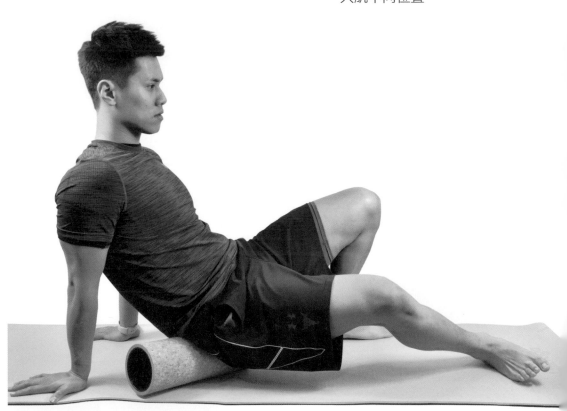

大腿後側 THIGH

按摩步驟

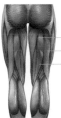

半腱肌
股二頭肌
半膜肌

STEP 1

身體呈坐姿，按摩腳伸直，支撐腳屈膝。

STEP 2

將滾筒放至按摩腳的大腿後中段，適應強度。

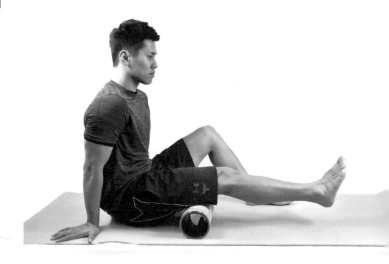

STEP 3

從大腿後中段來回滾至坐骨臀部，尋找沾黏區塊。手可以撐住地板微微抬起臀部來滾動。

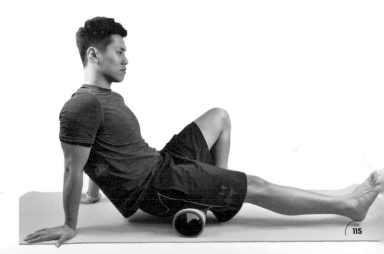

　　放鬆大腿後側有助髖關節的活動度與改善爆發力，進而誘發腿後的減速煞車能力，產生對應的保護機制。若搭配適當的訓練與核心穩定，效果更佳。

STEP 4

找到沾黏區塊後，大腿做左右擺動加強側邊按壓。

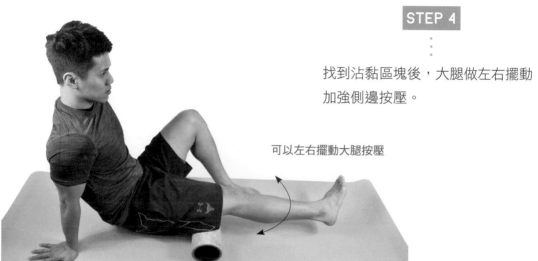

可以左右擺動大腿按壓

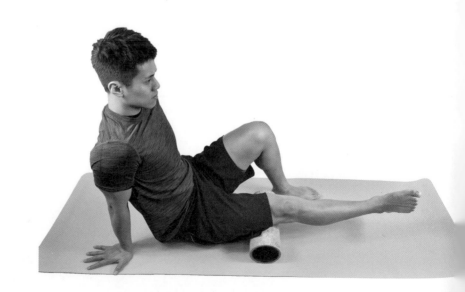

大腿前側 THIGH

按摩步驟

STEP 1

身體呈俯臥並用手肘撐身體，按摩腳伸直，支撐腳側向屈膝。

STEP 2

將滾筒放置大腿前中段漸進按壓，適應強度。

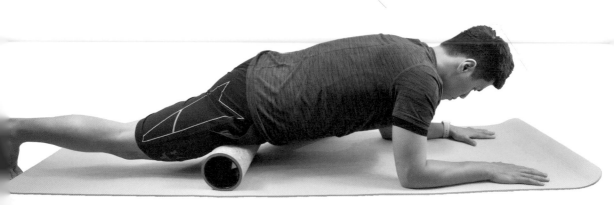

放鬆保健大腿前側有助保持腿部四周肌肉平衡，也能幫助穩定髖關節與膝關節，搭配適當的伸展與活動效果更佳。

STEP 3

從腿前中段來回滾至膝蓋前，
找沾黏區塊。

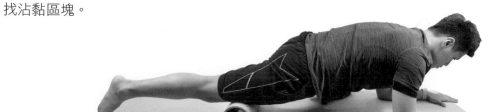

STEP 4

可將小腿勾起，加強按摩強度。

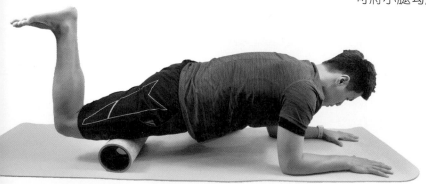

枕下肌群 SUBOCCIPITAL MUSCLES

按摩步驟

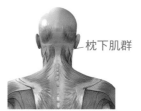

枕下肌群

STEP 1

身體呈仰躺，雙腳屈膝

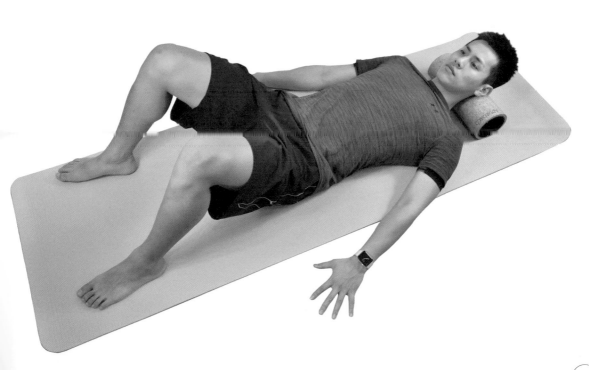

　　放鬆枕下肌群，有助於舒緩頭頸部痠痛不適或眼壓過高、頭痛、落枕、肩頸僵硬、鼻炎等等。

STEP 2

將滾筒放至顱骨底，約髮際線的位置，找到沾黏區塊後可交替抬頭、點頭、轉頭，加強按壓。

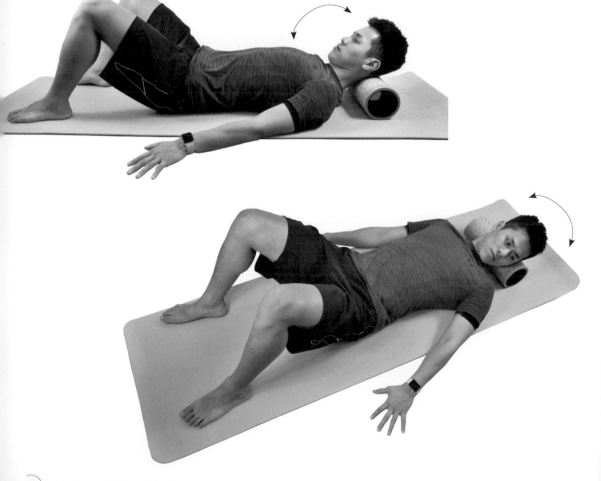

上臂 UPPER ARM

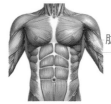

上臂

肱二頭肌
肱肌

按摩步驟

STEP 1

身體呈側臥，脊椎與骨盆需正位。滾筒與身體平行，將手臂伸直放於滾筒上。

STEP 2

沿著上臂向前來回滾動，同時可內、外旋轉手臂，進行多角度放鬆。

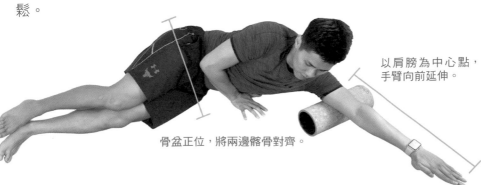

以肩膀為中心點，手臂向前延伸。

骨盆正位，將兩邊髂骨對齊。

STEP 3

手臂亦可彎曲加強按摩深度。

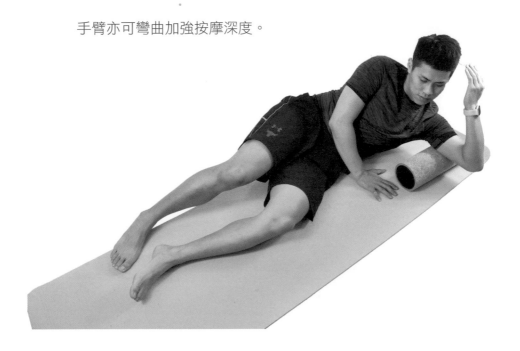

 SHRi YOGA

位處高雄，專注瑜伽，提供多
元豐富的瑜伽課程，涵蓋基礎
到進階，乃至深入探究瑜伽各
面向的國際進修課程。教學
著重基礎與正位，輔具齊全，
在此之上，鼓勵學生跨出舒適
圈，挑戰不可能。

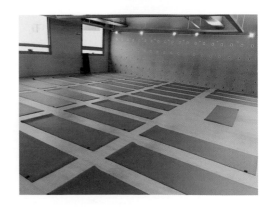

胸部 CHEST

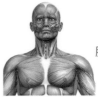

胸大肌

按摩步驟

STEP 1

身體呈俯臥，支撐手放置於頭下方做支撐，同側腳 90 度屈膝平貼地面，趴至滾筒上先輕壓按摩適應。

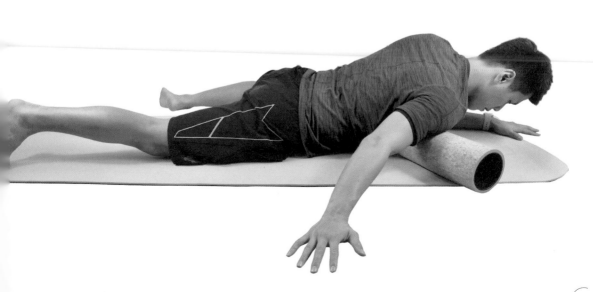

胸大肌很大一片，用滾筒也可以分內中外三部位滾壓按摩，或者尋找不同沾黏區塊做大範圍滾壓按摩。

STEP 2

做肩關節活動，手臂上
抬、下放或畫圓弧線，
各種角度的前後延伸。

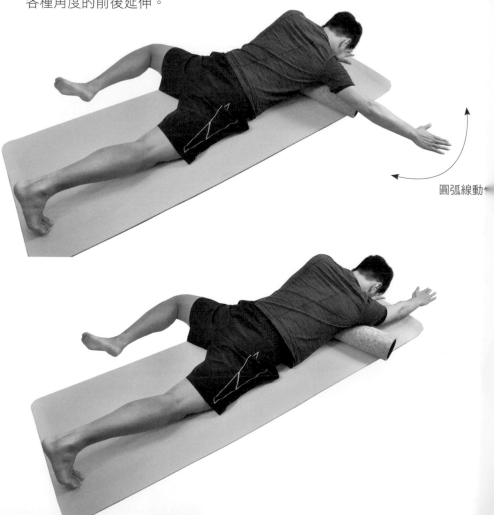

圓弧線動

闊背部 LATISSIMUS DORSI

按摩步驟

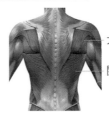

大圓肌

闊背肌

STEP 1

身體往後側躺 45 度，雙腳屈膝。

STEP 2

將滾筒放置於腋下，適應按壓力道。

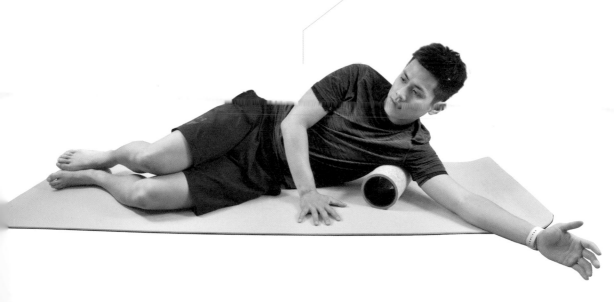

放鬆保健闊背肌與轉肩肌群有助於上肢與脊椎健康，也能促進水分、血液循環，搭配適當的訓練與多角度活動效果更佳。

STEP 3

可抬起上身上下移動，
讓滾筒按摩上側背部。

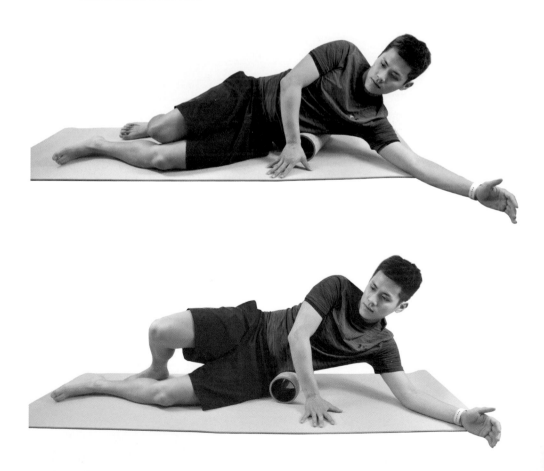

滾棒運動

29

滾棒動作
足底 FOOT

按摩步驟

STEP 1

兩腳踩穩滾棒，順勢前後移動滾棒，
身體保持直立，臀部坐穩不晃動。

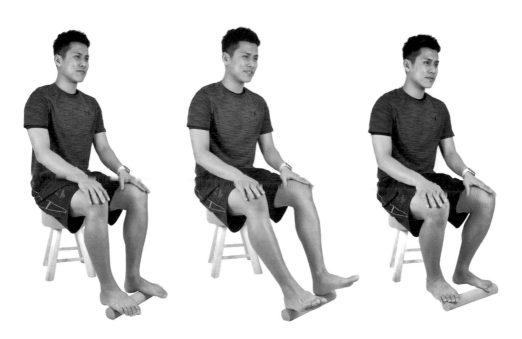

藉由按壓打開足底活動度；激活足底內在的穩定肌群，並改善足
底的本體感覺，進而減緩下肢與下背不適。

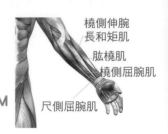

前臂 FOREARM

橈側伸腕
長和矩肌

肱橈肌
橈側屈腕肌

尺側屈腕肌

按摩步驟

STEP 1

坐在椅子上，上半身保持直立不
歪斜。

STEP 2

單手微微向前伸直，滾棒放在上
手臂，上下滾動按壓。

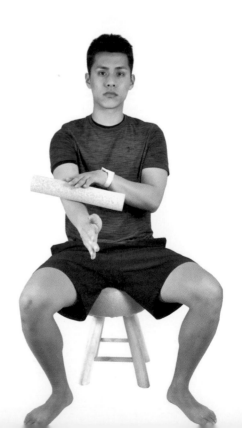

　　前臂若長期固定姿勢或者使用過度，易造成過度緊繃，會影響手

腕的活動度與手指的靈活性。

STEP 4

也可以上下滾動按摩手臂側邊、

內側及外側。

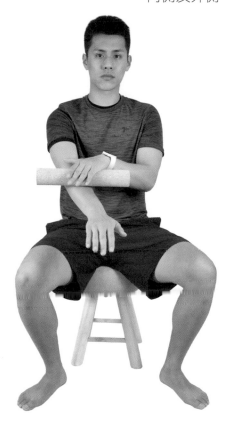
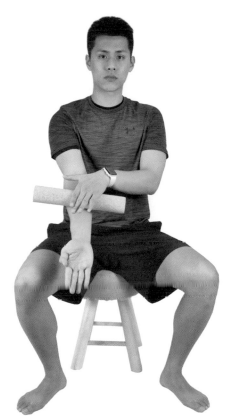

大腿 THIGH

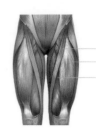

內收長肌
股直肌
股中間肌

按摩步驟

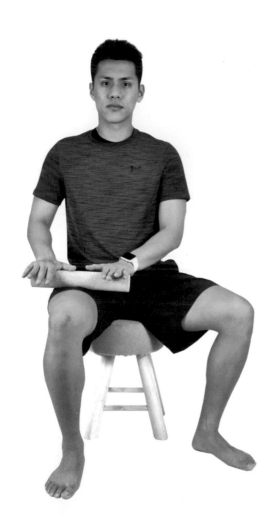

STEP 1

坐在椅子上，身體保持直立不歪
斜，雙手持滾棒放置於大腿中段
滾動按壓。

　　放鬆保健大腿有助保持腿部四周肌肉平衡，也能幫助穩定髖關節

與膝關節，搭配適當的伸展與活動效果更佳。

STEP 2

可以按壓大腿前側、內側、外

側，但注意身體仍需維持中立及

重心穩定。

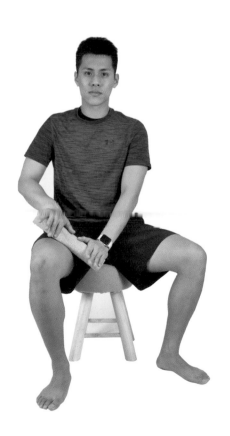 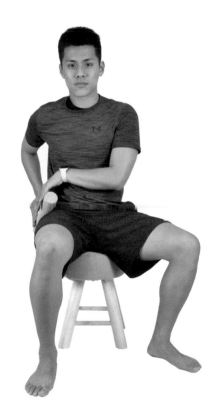

小腿外側 CALF

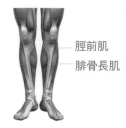

胫前肌
腓骨長肌

按摩步驟

STEP 1

身體側轉，將單腳向前踩一小步。

STEP 2

彎下身體手持滾棒按摩小腿外
側，上中下段來回滾動。

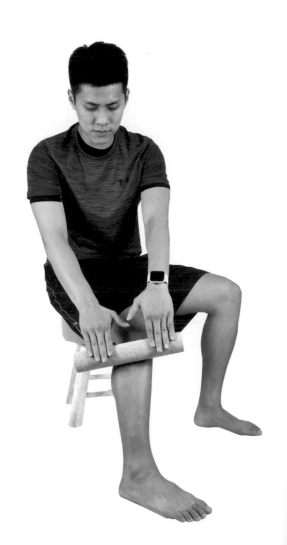

　　小腿與腳掌結構負責穩定、吸震及轉移力量,與地面接觸故承受巨大壓力。因此它們的健康度與專項運動表現有著密切關係,更需要重視此部位放鬆保健與修復。

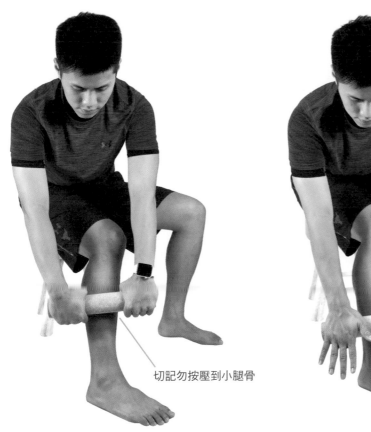

切記勿按壓到小腿骨

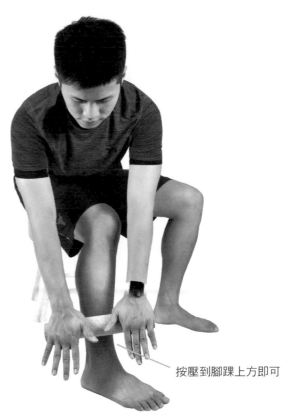

按壓到腳踝上方即可

33

小腿內側 CALF

按摩步驟

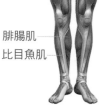

腓腸肌
比目魚肌

STEP 1

單腳翹起,踝關節不要壓迫在大腿上。

STEP 2

將滾棒放至小腿內側中間段,前後滾動按摩。

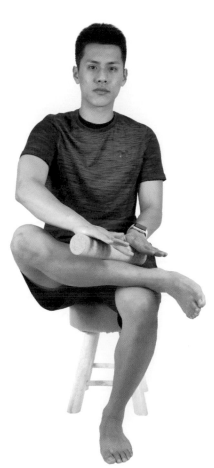

　　小腿與腳掌結構負責穩定、吸震及轉移力量，與地面接觸故承受巨大壓力。因此它們的健康度與專項運動表現有著密切關係，更需要重視此部位放鬆保健與修復。

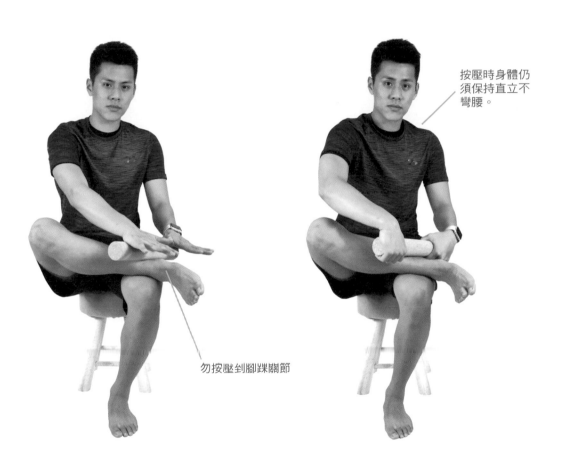

按壓時身體仍須保持直立不彎腰。

勿按壓到腳踝關節

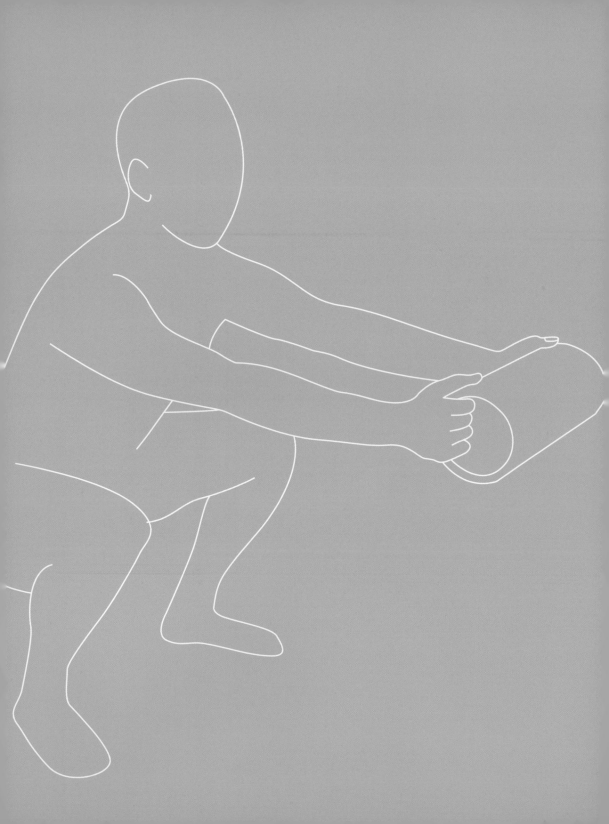

04

延伸訓練

按摩之後切記要放鬆與伸展，若能搭配下列訓練更佳，增加按摩處的水分與血液循環。血液循環結合了深呼吸帶來的氧氣，為肌肉帶來彈性。

第一組訓練動作

第一組訓練動作包含：跑者式伸展、弓箭步轉體、弓箭步側向伸展。

利用循序漸進的連動多面向訓練模式，提供不同程度的學員挑選。此動作系列使髖關節接受不同面向的挑戰，下肢肌群需要穩定性並抵抗旋轉，再透過由下轉上的連動訓練，甚至上肢延伸至不同面向，使筋膜的延展與訓練效果提升。

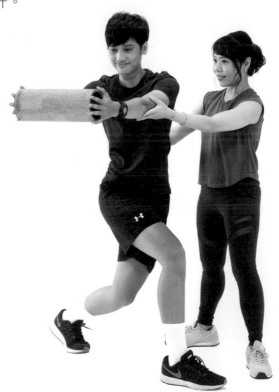

跑者式伸展

伸展步驟

STEP 1

做出弓箭步且左腳跪地，
瑜伽磚放於左腳前側。

STEP 2

左腳膝蓋離地至膝蓋打
直，左手撐在瑜伽磚上。

STEP 3

右手往上延伸至空中。
左右邊交替延伸。

雙眼注視
上方手指

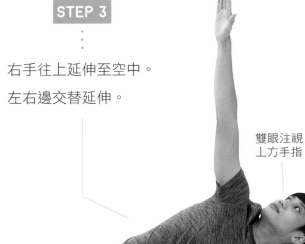

退階動作

若覺得上述動作太吃力，可以利用下面三個方式來調整。

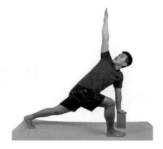

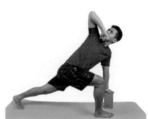

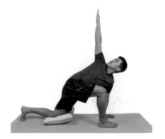

將瑜伽磚直立支撐　　　上舉的手臂彎曲　　　左腳跪地，膝蓋下可
　　　　　　　　　　　　　　　　　　　　以墊枕頭

TIPS

頭部、眼睛、胸椎需轉向同一
方向，避免造成肩關節夾擠和
活動範圍受限。

02

弓箭步轉體

伸展步驟

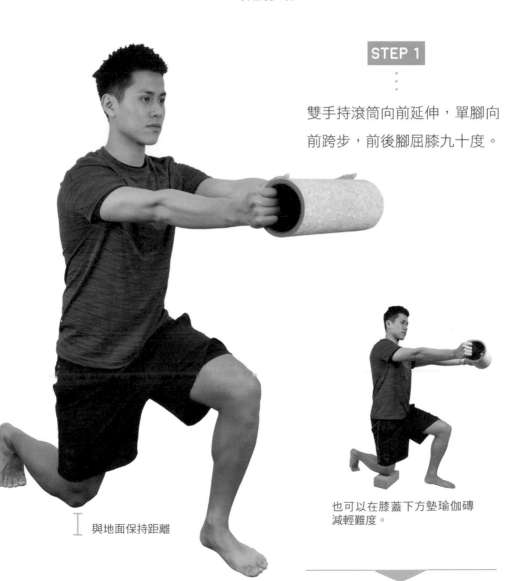

STEP 1

雙手持滾筒向前延伸，單腳向
前跨步，前後腳屈膝九十度。

與地面保持距離

也可以在膝蓋下方墊瑜伽磚
減輕難度。

STEP 2

雙手持滾筒向上延伸時，
腳從屈膝變為伸直，脊椎
保持直立。

手臂伸直靠近耳朵

後腳跟需抬起

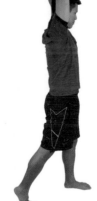

NG 手臂勿超過耳朵容易拉傷

STEP 3

頭部與身體旋轉時，右手
向後延伸，雙腳膝蓋微彎
保持穩定。

眼睛平視右方

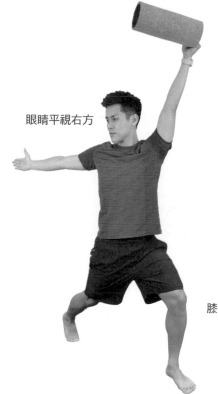

膝蓋不要超過腳尖

STEP 4

頭部與身體旋轉時，左手
向後延伸，雙腳膝蓋微彎
保持穩定。

03 弓箭步側向伸展

按摩步驟

STEP 1

兩腳前後站位,膝蓋皆彎曲 90 度,雙手握緊滾筒向前延伸。

STEP 2

身體穩定後,雙手向上延伸。

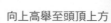

向上高舉至頭頂上方

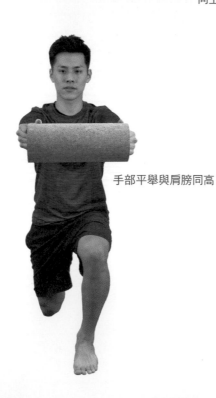

手部平舉與肩膀同高

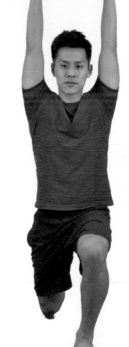

弓箭步側向伸展

手臂盡量伸直不彎曲

STEP 3

雙手往前腳側伸展。

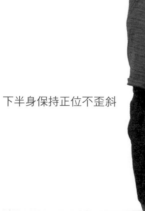

下半身保持正位不歪斜

TIPS

此動作需要高度專注身體穩定度，避免
過程中因下肢不穩定造成姿勢不良。

第二組訓練動作

第二組訓練動作包含：一般深蹲、深蹲繞八字、過頂深蹲、深蹲旋轉肩推、側轉蹲肩推。

利用循序漸進的連動多面向訓練模式，提供不同程度的學員挑選。此動作系列強調全身串聯性至不同面向的挑戰。藉由多角度的變化來強化核心，練習穩定並從不同角度的訓練，讓核心肌群更為有力，使筋膜的延展與訓練效果提升。

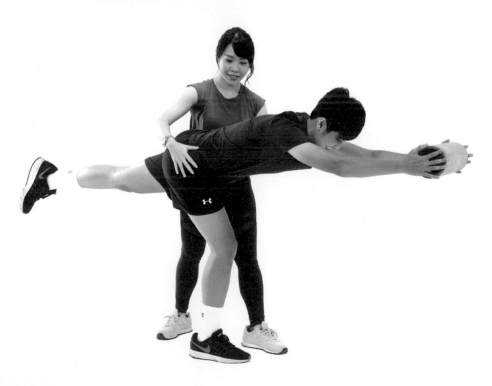

一般深蹲

伸展步驟

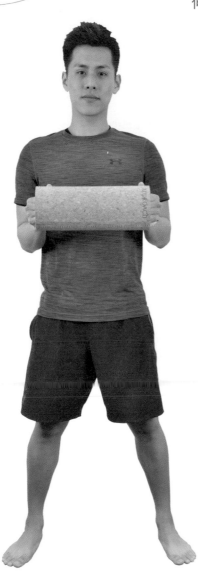

STEP 1

雙手持滾筒，雙腳與肩同寬，脊椎保持直立，眼睛直視前方。

STEP 2

深蹲後下巴微收保持脊椎直立，
身體與小腿呈平行，雙手緊握滾
筒使核心出力穩定軀幹。

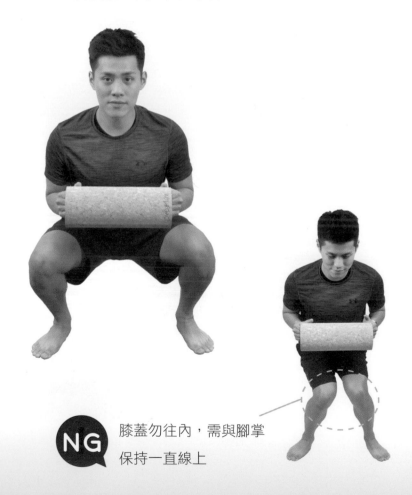

NG 膝蓋勿往內，需與腳掌
保持一直線上

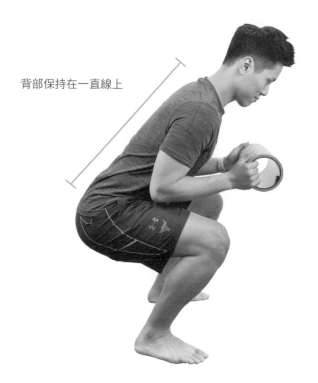

背部保持在一直線上

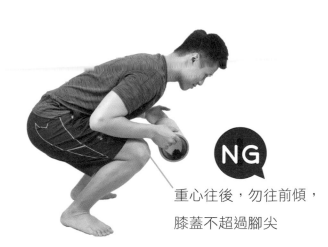

NG

重心往後,勿往前傾,
膝蓋不超過腳尖

深蹲繞 8 字

伸展步驟

STEP 1

雙腳與肩同寬,雙手壓
緊滾筒並向前延伸,往
下深蹲。

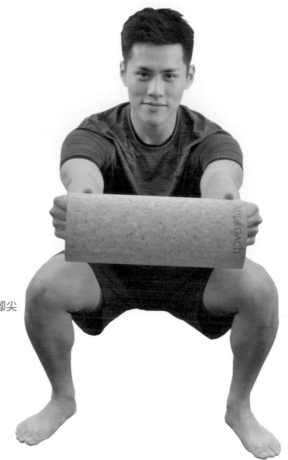

膝蓋勿超過腳尖

STEP 2

·
·
·

如滑水動作從身體右側下方開
始，環繞至右側上方。

手臂需儘量伸直

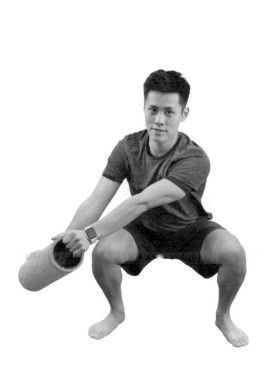

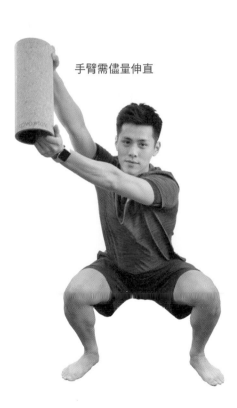

STEP 3

再從右側上方轉換到左側下方，
接到左側上方再回到中間。

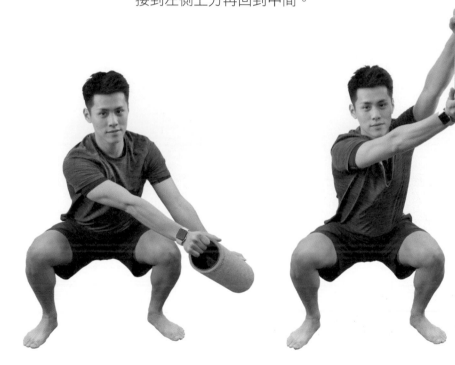

TIPS

身體需保持穩定不搖晃，藉用下肢的穩
定，使核心力量傳導至上肢，以進行上
肢活動。

過頂深蹲

伸展步驟

STEP 1

雙腳與肩同寬,雙手握緊滾筒
並向前延伸,使核心出力。

STEP 2

想像後方有一張椅子,將身
體自然往下蹲。

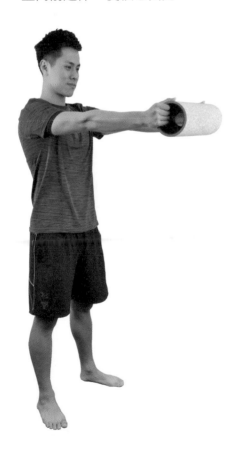

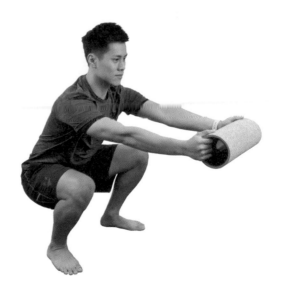

STEP 3

藉由下肢力量讓身體站立伸直，
雙手亦逐漸往上延伸至耳朵旁。

手臂伸直靠近耳朵

STEP 4

回到步驟 1，再依次重覆操作。

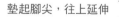

墊起腳尖，往上延伸

TIPS

需留意雙手往上延伸時，腰椎是否過度前凸、是否駝
背。如有的話，則需加強核心能力以及背部能力。

深蹲旋轉肩推

▼
伸展步驟

STEP 1

雙腳與肩同寬，雙手壓緊滾筒
並放置胸前，往下深蹲。

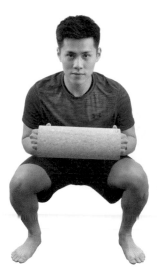

膝蓋勿超過腳尖

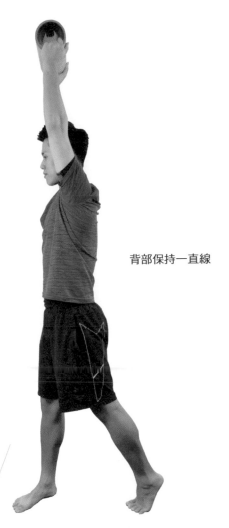

背部保持一直線

STEP 2

將滾筒從胸前向右側上方旋
轉至最高處。

後腳腳跟離地，
重心在前腳

STEP 3

回到步驟 1，再向左側
上方旋轉至最高處。

TIPS

旋轉過程需依賴上肢與
下肢力量朝相同方向轉
動，旋轉過程中需保持
重心，以免跌倒。

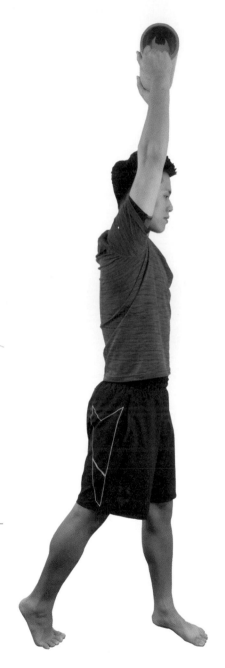

側轉蹲肩推

伸展步驟

STEP 1

雙腳與肩同寬,雙手握緊滾筒
並放置胸前,往下深蹲。

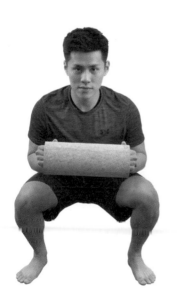

STEP 2

由胸前旋轉至左側下方腳邊處。

背部保持在一直線

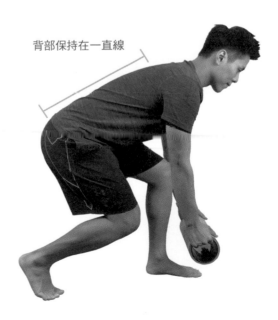

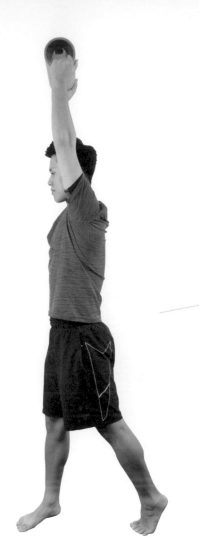

STEP 3

接續從左側下方旋轉延伸至右側
上方。

STEP 4

回到步驟 1，再旋轉至右側下方
腳邊處。

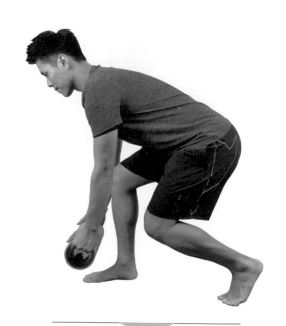

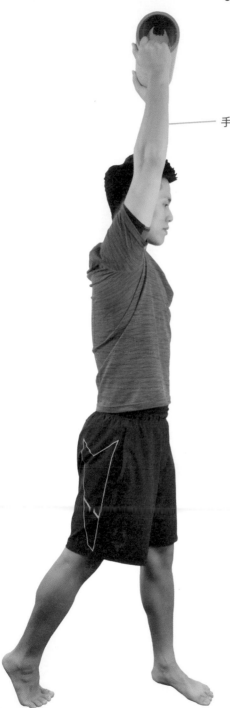

手臂伸直貼近耳朵

STEP 5

接續從右側下方旋轉延伸至左側上方。

TIPS

此動作由下轉而上，因此增加了兩個旋轉方向，需注意旋轉方向與施力部位是否與動作相合一。

第三組訓練動作

第三組訓練動作包含：單腳橋式、抱膝伸展、單腳曲體向前。

　　利用循序漸進的連動多面向訓練模式，提供不同程度的學員挑選。此動作系列強調後側鏈的訓練，仰臥時身體穩定性較高，改變腳的位置感受度與不穩定皆提升，肌群的相互作用會更加明顯，相對難度也提升不少。站姿時較強調穩定與矢狀面的延伸，使筋膜的延展與訓練效果提升。

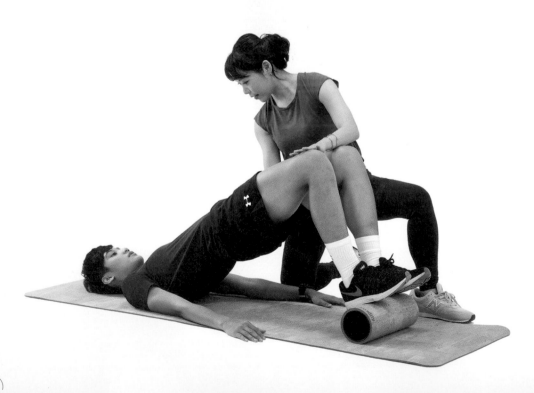

延伸訓練

09

單腳橋式

伸展步驟

STEP 1

仰躺姿勢後雙腳自然彎曲，將膝蓋與腳踝對齊。

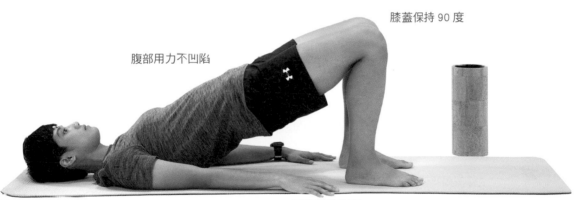

膝蓋保持 90 度

腹部用力不凹陷

手掌平貼地面

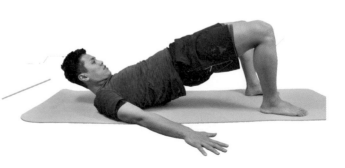

抬起臀部時脖子及頭部需平貼於地面

STEP 2

選擇其中一隻腳，雙手抱住單腳
後做離地抬臀。

膝蓋需打開與肩膀同寬

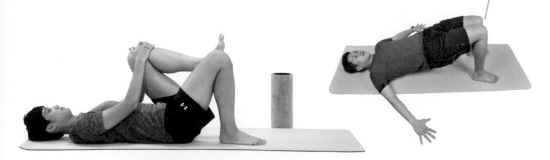

STEP 3

藉著單腳穩定，使臀部與大腿後
側發力抬高髖關節。

請勿快速且過度用力抬
高下肢，容易造成腰部
不適以及增加損傷。

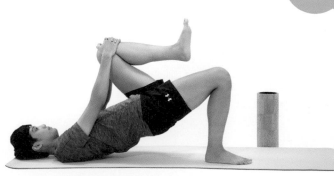

STEP 4

前述動作都能穩定做好,則可以
嘗試腳踩滾筒的單腳橋式,可以
提升難度並增加下肢肌力訓練。

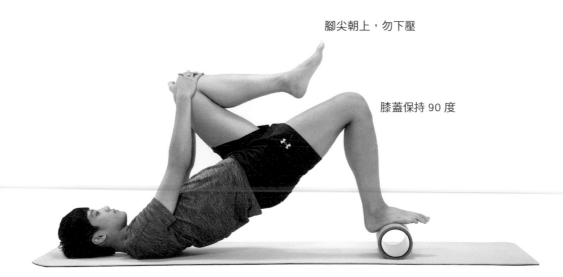

腳尖朝上,勿下壓

膝蓋保持 90 度

抱膝伸展

伸展步驟

雙腳站立,身體上肢保持脊柱穩定,藉由雙手力量抱住單腳,往上提拉伸展臀部。

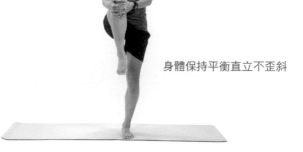

身體保持平衡直立不歪斜

也可進階操作

接續屈膝的腳向後延展,雙手同時緩慢向前延伸。以單腳支撐,身體保持平衡,維持脊柱中立、骨盆穩定。

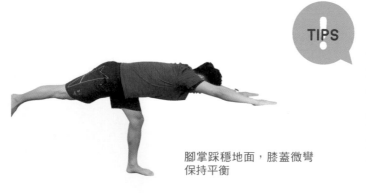

腳掌踩穩地面,膝蓋微彎
保持平衡

TIPS

此動作需專注單腳穩定站立,並留意是否駝背而重心不穩跌倒。如果重心不穩可站在牆邊,或以堅固物體做支撐。

延伸訓練

11

單腳曲體向前

伸展步驟

站姿操作

STEP 1

左腳伸膝，腳尖上勾，右腳曲
膝踩地。

STEP 2

脊柱保持穩定延伸，緩慢將右手
往下延伸，碰觸左腳腳趾。

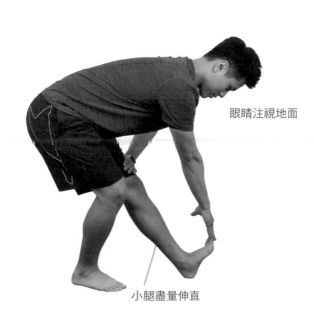

眼睛注視地面

小腿盡量伸直

STEP 3

右手再向上延伸，左手放在大腿上。

手臂伸直，掌心朝向後方

STEP 4

可換腳操作。

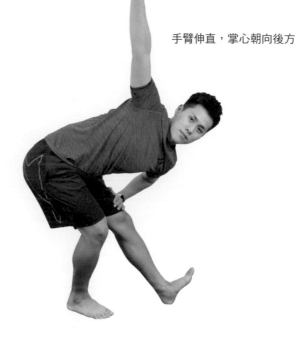

TIPS

需留意曲體時是否有下背痛或者是有舊疾，如感到疼痛可改用坐姿減緩。

坐姿操作

STEP 1

左腳伸膝，腳尖上勾，右腳曲膝踩地。

STEP 2

緩慢將右手往前延伸，碰觸左腳腳趾。

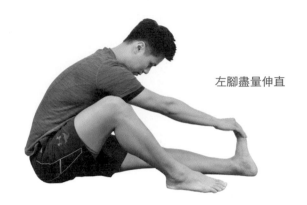

左腳盡量伸直

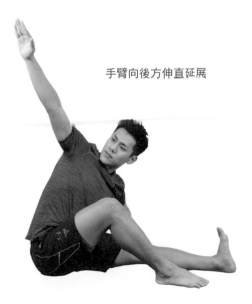

手臂向後方伸直延展

STEP 3

右手再向上延伸。

STEP 4

可換腳操作。

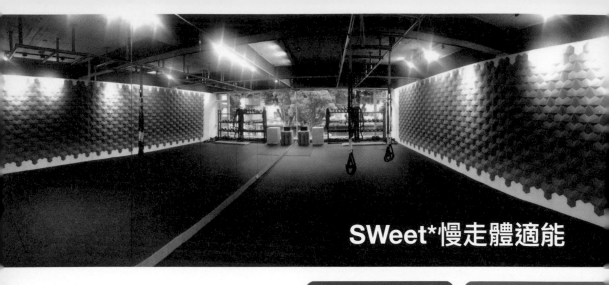

SWeet*慢走體適能

室內也能「森呼吸」
全台首座綠能環保教室
給你超優質的運動空間
全館採用歐洲進口認證天然建材

📱 免費體驗

📱 粉絲專頁

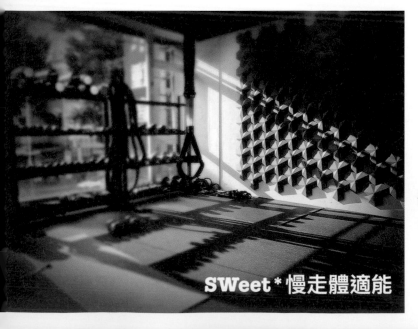

SWeet*慢走體適能

「預約，不綁約」
多元課程很好選

-專業團隊-
物理治療師　團隊
UNDER ARMOUR
國際認證教練

Orange Health 18

圖解肌筋膜伸展運動
──44組全身筋膜按摩、伸展放鬆全書
作者：Sweet*慢走體適能

作　　者　Sweet*慢走體適能
　　　　　教練─許智閔、劉孟婷
　　　　　物理治療師─杜芃萱
　　　　　顧問─黃瑞欣
技術指導　台灣整復發展學會理事長　胡震亞 博士
總 編 輯　于筱芬
副總編輯　謝穎昇
業務經理　陳順龍
美術設計　點點設計
製版／印刷／裝訂　皇甫彩藝印刷股份有限公司

贊助廠商　APPROACH YOGA　SHRI YOGA　ishowlife 愛秀生活

出版發行

橙實文化有限公司 CHENG SHIH Publishing Co., Ltd
ADD／桃園市中壢區永昌路147號2樓
2F., NO. 147, YONGCHANG RD., ZHONGLI DIST., TAOYUAN CITY
320014, TAIWAN (R.O.C.)
MAIL: orangestylish@gmail.com
粉絲團 https://www.facebook.com/OrangeStylish/

經銷商

聯合發行股份有限公司
ADD／新北市新店區寶橋路235巷弄6弄6號2樓
TEL／（886）2-2917-8022
FAX／（886）2-2915-8614
初版日期 2023年11月

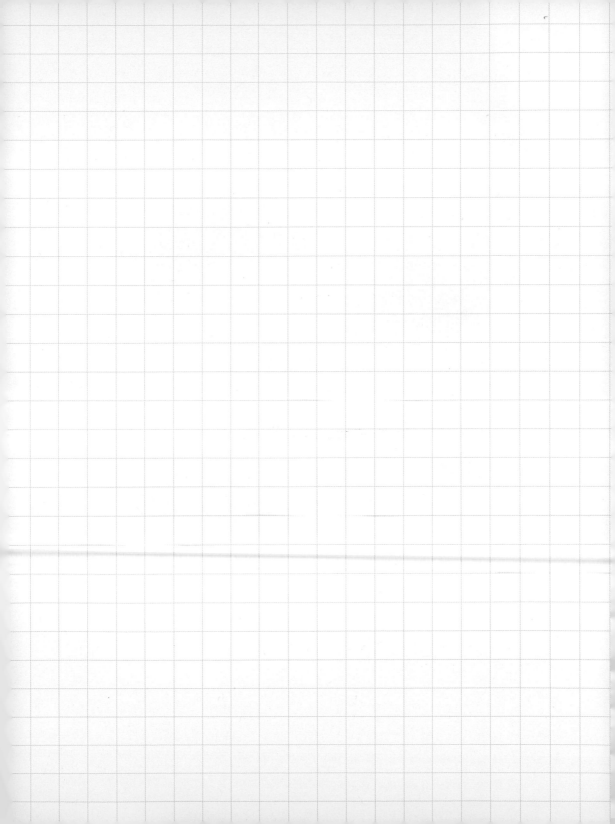